ARTRITIS REUMATOIDE
Remedios naturales

© Adolfo Pérez Agustí (2017-2023)

ARTRITIS REUMATOIDE
Remedios naturales

ediciónesmasters@gmail.com

Madrid (Spain)

La artritis es la inflamación de las articulaciones, aunque el término reumatismo incluye una variedad de síntomas, como inflamación, dolor y sensibilidad de músculos y articulaciones. Estos trastornos están sumamente extendidos y la mayoría de las personas desarrollan alguna forma de artritis o reumatismo durante su vida. No hay afectación del sistema inmunológico.

La artritis reumatoide (AR), aparte del dolor articular y muscular, puede involucrar también los tendones, huesos y nervios, y manifestarse como fiebre reumática, ciática, lumbagos, espondilitis, bursitis, neuritis y miositis. Las articulaciones hinchadas y calientes aumentan de número con el tiempo, presentando el enfermo, además, sudores nocturnos, depresión y letargia. El sistema inmunológico está afectado o es el responsable. En esta enfermedad las partes más afectadas se dan en las articulaciones de la muñeca, y aquellas que están entre la palma y los dedos, las metacarpofalángicas y la primera interfalángica. No hay lesión de la interfalángica distal.

La artritis reumatoide es una enfermedad reumática frecuente y afecta a aproximadamente a 1.3 millones de personas en los Estados Unidos, según los datos del censo actual. La enfermedad es tres veces más común en mujeres que en hombres y aunque puede comenzar a cualquier edad y afectar incluso a los niños (artritis idiopática juvenil), a menudo comienza después de 40 años de edad y antes de los 60 años de edad. Aunque poco frecuente, en algunas familias, pueden quedar afectados varios de sus miembros, lo que sugiere una base genética para el trastorno.

La artritis reumatoide, como enfermedad autoinmune, causa inflamación crónica de las articulaciones y, con frecuencia, es irreversible y progresiva, Esta enfermedad se producen cuando los tejidos del cuerpo son erróneamente atacados por su propio sistema inmune. En condiciones normales, el sistema inmunológico es una compleja organización de células y anticuerpos diseñados normalmente para "buscar y destruir" invasores del cuerpo, particularmente infecciones. Sin embargo, los pacientes con enfermedades autoinmunes tienen anticuerpos y células inmunes en la sangre que se dirigen a los propios tejidos del cuerpo, donde pueden ocasionar destrucción e inflamación. Mientras que la inflamación de los tejidos alrededor de las articulaciones son rasgos característicos de la artritis reumatoide, la enfermedad también puede causar lesiones e incluso inflamación en otros órganos del cuerpo, siendo la razón por la cual se conoce como una enfermedad sistémica y, a veces enfermedad reumatoide. Cuando afecta a personas menores de 16 años de edad se denomina artritis ideopática juvenil o artritis reumatoide juvenil. Con el tiempo se declara, salvo que se ponga un tratamiento adecuado, dolor e incapacidad funcional, degeneración orgánica general, siendo más habitual en mujeres entre los 30 y los 45 años, aunque también puede aparecer en niños y ancianos.

CAPÍTULO 1

Causas

Aunque la causa de su aparición no está definida y se especula con diversos factores, se presenta con más frecuencia en personas predispuestas genéticamente. Puede tratarse de un proceso de auto-inmunización, en donde el organismo fabrica anticuerpos contra determinadas proteínas sanguíneas, produciéndose reacciones adversas principalmente a nivel de la membrana sinovial de las articulaciones. El factor desencadenante podría ser un virus o una bacteria, siendo la pérdida de la vaina de mielina que recubre el sistema nervioso, la causa de los trastornos, tal y como vemos en la esclerosis múltiple, otra enfermedad autoinmune. También existe otra teoría que habla de una infección parasitaria, lo que explicaría que la enfermedad suela declararse en el verano, justo después de haber pasado unas vacaciones en la playa.

El estrés, la tensión continuada y desbordada, contribuye hacia un cuerpo enfermo. Ante situaciones conflictivas en la vida se recomienda la adaptación, en lugar de la huida, pues en la medida en nos adaptemos, nos haremos fuertes. Siempre que la tensión sea inevitable, o aun cuando creamos que estamos realizando una actividad agradable pero indudablemente tensa, deberemos rectificar cambiando nuestro modo emocional de sobrellevarla. Es tan sencillo como mirar nuestro problema desde otro punto de vista, más alejado. Siempre veremos que estamos magnificando el problema y que otra persona en nuestro lugar podría encajarlo mejor. Se trata de ser objetivo, no subjetivo.

Aunque el estrés puede estar ocasionado por conflictos personales continuados, culpar o desarrollar un sentimiento de culpa es incorrecto. Se trataría de comprender, de empatizar, no de buscar culpables. La responsabilidad ante un conflicto siempre es asunto de varias

La nutrición

No siempre los médicos saben acertadamente sobre nutrición, especialmente porque apenas la estudian en la universidad, salvo que haya escogido esa especialidad. Un buen granjero quizá nos pueda aconsejar mejor sobre cómo comer acertadamente, lo mismo que un experto en terapias naturales. Desgraciadamente, los agricultores actuales están más preocupados por la rentabilidad de sus cosechas que por la calidad de los alimentos que cultivan. Incluso aquellos que se dedican a la agricultura biológica, tampoco están de exentos de priorizar los beneficios, antes que la calidad de los alimentos que venden. Así que si usted le preocupa la alimentación saludable, tiene dos opciones: una, la tiene que cultivar en sus propias tierras, vigilarla y recogerla en el momento adecuado. Otra, es aprender la ciencia de la nutrición al menos durante dos años y luego escoger, dentro de las múltiples opciones del mercado, lo mejor.

La mayoría de las religiones enseñan que el hombre es espíritu y materia. Y mientras que admitimos que es muy importante nutrir el espíritu, conseguir una nutrición adecuada a cada uno, en ese momento preciso, no es tarea fácil. Así que, de no hacerse así, el espíritu puede dejar el cuerpo prematuramente.

En todas partes de muestro planeta hay comida saludable que crece salvaje y hasta podríamos asegurar que probablemente hay más comida comestible que crece salvaje en este planeta que tierra cultivada. Por desgracia, hay también disponibles grandes cantidades de comida poco saludable e incluso manifiestamente nada saludable. Estas últimas se comen en abundancia y, además, se paga por ellas.

Bien, usted también puede creer que nuestros antepasados comían mejor que nosotros, pero no se lo crea. Antes, las cosechas eran pasto de las plagas, de los insectos y con frecuencia se regaban con agua insalubre. Y cuando se cocinaban o lavaban los cacharros, los gérmenes estaban allí siempre presentes. Además, solían creer que los alimentos más caros eran los mejores, creencia que sigue perdurando ahora.

Cuando el ser humano puso su empeño en tener mejor y más abundantes cosechas, procuraron mejorar a la naturaleza e incluso no depender de ella. Después, hubieron de aprender a manipular los alimentos y a guardarlos hasta su consumo. Así que no crea que sus abuelos estaban mejor alimentados que nosotros. También había obesidad, las úlceras gástricas eran universales, y había diabetes, colesterol alto, hígado graso, arterioesclerosis y muchas más enfermedades relacionadas con la mala nutrición. No se olvide de la anemia, el beriberi, el escorbuto y el raquitismo.

Tampoco considere veraces los consejos de los médicos, pues es muy difícil que nadie sepa exactamente lo que cada cual necesita comer. Cada persona es genéticamente diferente, y cada uno tiene los requisitos diferentes. Hay muchas personas que logran beneficios simplemente mejorando su nutrición y es fácil asegurar que un 30% de los enfermos lo logran simplemente así, y eso a pesar de que los médicos lo consideren efecto placebo, por cierto, el mejor de los medicamentos: gratis y sin efectos secundarios.

Problemas con los alimentos

Candidiasis y alergias a la comida.

Esta enfermedad autoinmune tiene en la alimentación su talón de Aquiles, pero no espere que el médico lo vea así, empeñado en controlar, y en ocasiones deprimir, el sistema inmunitario. Por ejemplo, el Cándida albicans es un organismo oportunista en nuestro cuerpo, particularmente en el tracto intestinal, y que no dará problemas siempre que las condiciones sean correctas. Su desarrollo exagerado y entonces claramente perjudicial, dependerá de ciertas condiciones desfavorables proporcionadas por el uso de antibióticos, hormonas, píldoras anticonceptivas y otros elementos químicos, aunque también por malnutrición.

Así es como la infección por Cándida albicans pueden crear una gran cantidad de síntomas, dependiendo de cuáles sean los tejidos afectados. Por ello, la candidiasis producida por alergia a las comidas no sólo crea alergias propias de la infección, sino que también pueden imitar cualquiera de las 80 enfermedades reumáticas conocidas, incluyendo la artritis reumatoide.

La Candidiasis, como la mayoría de las levaduras, se produce por etanol o alcohol, o ambos. El etanol es el metabolito del alcohol, el elemento residual de las resacas de la mañana siguiente. Esta producción del etanol, en su paso por el tracto intestinal a través de cada órgano y el sistema corporal, día a día, noche tras noche, pone en tensión química extrema a las células, órganos, y sistemas, ocasionando un debilitamiento del sistema inmune y la proliferación de otros microorganismos.

Simultáneamente, cuando el etanol se sigue generando, las pequeñas partículas moleculares de la mucosa intestinal que permiten el paso de comida lentamente, lo hacen ahora bruscamente, pasando directamente a sangre. Las proteínas son confundidas entonces como invasores extraños, y el sistema inmune se protege contra ellas, formando lo que se llama un complejo antígeno/anticuerpo que es lo que ocasionará la alergia a la comida.

El número de alergias hacia la comida aumenta con el tiempo, y tiene algunas características peculiares: dolor de cabeza, náuseas, dolor articular, depresión, letargo, y así sucesivamente. El problema para el diagnóstico es que algunas alergias a la comida suelen desencadenarse tres días después de su ingestión, por lo que resulta difícil establecer el agente causante.

Uno de los tratamientos médicos recomendados es la minociclina, un antibiótico de amplio espectro que acoplado con la nutrición, erradicación de la candidiasis, y las alergias alimentarias, ha producido el 80% de curaciones de forma consistente desde 1982.

Mercurio

Este pesticida y herbicida debe eliminarse del cuerpo si quiere mejorarse la artritis y para ello se emplean agentes quelantes que luego describiremos. Los focos de infección deben quitarse, pero no se eliminarán completamente hasta que los herbicidas acumulados y los pesticidas estén eliminados y esto no podrá conseguirse hasta que el mercurio esté fuera.

Aunque su presencia en el pescado azul de alta mar es importante, los dentistas que aún trabajan con el mercurio deben hacer lo posible por evitarlo y eliminarlo, aunque ello les suponga gastos económicos.

Una vez, por alguna razón irracional, el mercurio se puso en los rellenos (amalgamas) de los dientes, puesto que en ese momento no se consideraba peligroso porque, según dijeron, al estar unido a otros metales no haría daño. Esta asunción es demostrablemente falsa, y puede mostrarse fácilmente midiendo el porcentaje de mercurio de los rellenos eliminados y trazando porcentajes del mercurio restante durante el tiempo en que la amalgama estuvo en la boca. El mercurio sale de las amalgamas de una manera lineal y casi predecible. Cuanto más tiempo permanezca en la boca, menos mercurio hay en el relleno y más en la saliva. En promedio, una amalgama libera aproximadamente 34 microgramos de mercurio diariamente (más o menos, 2 microgramos).

El mercurio además de evaporarse a 20º c, empieza a reaccionar químicamente con la saliva, alimentos ácidos y cítricos, con el flúor de la pasta dental, las comidas y bebidas calientes, el bruxismo, mascar chicle, tener además empastes de oro, ortodoncias o puentes de otros metales, el tabaco, el pH ácido de la boca, el electromagnetismo, etc... Además, las obturaciones de amalgama tienen una corriente eléctrica que puede ser medida (debido a la unión de los metales) y cuanta más alta sea esta corriente, más mercurio será liberado.

Si unimos al mercurio con el cobre, el mercurio es liberado 50 veces más rápido con esta amalgama alta en contenido de cobre (alrededor de 30%), que con la amalgama convencional usada en el pasado.

Hemos de aclarar que las más importantes cantidades de vapor de mercurio se inhalan en la incorrecta retirada de las amalgamas, pues debe hacerse con las adecuadas medidas de protección para que no entre en el aparato respiratorio en grandes proporciones. Por lo tanto, es posible que una persona que actualmente no tenga amalgamas porque se sometió a una sustitución por *composite* blanco, tenga síntomas relacionados con el micromercurialismo.

Las Asociaciones Médicas normalmente declararon al mercurio peligroso, y la Asociación Médica sueca, después de resistirse a estas demandas contra el uso de mercurio en los rellenos y después de estudiar los datos científicos disponibles, concluyó que los informes eran ciertos, y se disculparon ante los ciudadanos suecos.

La Asociación Dental americana, sin embargo, estuvo ciega, y llegaron al punto en que los sindicatos amenazaron con quitar la licencia a los dentistas que no quitasen los rellenos y los reemplazasen con una substancia no-peligrosa.

¿Qué son las amalgamas?

Literalmente, amalgama significa "mezcla con mercurio", y en términos odontológicos esto es cierto porque la composición de las utilizadas en empastes está formada por un 50% de Mercurio (Hg) y otros metales como plata, cobre, zinc y estaño, que al mezclarlos endurece en pocos minutos y a temperatura ambiente.

Este material se usa desde hace más de 160 años por ser durable y económico, pero a lo largo de la historia, la amalgama ha sido acusada repetidamente de provocar daños al organismo. La primera vez fue en 1830, nuevamente en 1920, más adelante en 1926 cuando el Dr. Alfred Stock, renombrado químico alemán, describió cómo las amalgamas habían destruido su vida y lo bien que le fue al quitárselas, y la tercera ocasión generó un movimiento que continúa hasta nuestros días, con información más exacta y científica señalando la toxicidad de dicho material.

Cuando el mercurio se amalgama con otro metal, en un ambiente alcalino o ácido, la saliva y la comida cambian este pH conforme a lo que se come y cuando se come. Dos metales *disímil* en un medio alcalino o ácido, reaccionan similarmente a una batería pequeña que, cuando es activada, produce una corriente eléctrica. Esta corriente eléctrica es fácilmente medida en cada persona y en cada relleno metálico en los dientes. El efecto de la juntura de todas las baterías pequeñas en todos los dientes, genera una fuente persistente de mercurio evaporado en la boca. Y así, las confabulaciones del mercurio evaporadas con la materia orgánica de la boca forman un compuesto tóxico y acumulable en otras zonas corporales. Con el tiempo aumentará la cantidad, sumándose al procedente de otras fuentes, como el pescado azul, los herbicidas y pesticidas, y los demás elementos medioambientales peligrosos que nos rodea por todas partes.

El mercurio se absorbe principalmente debajo de la lengua y por la parte interna de las mejillas, así como por los pulmones en la inspiración del mercurio evaporado, por lo que la absorción es rápida. Desde estos tejidos, a través del torrente sanguíneo, el mercurio podrá viajar a cualquier célula del cuerpo, donde podrá dañar o destruir otros tejidos. Lo peor es que el metilmercurio es oxidado por nuestro organismo, transformándose en una forma ionizada de mercurio orgánico más tóxico que el metálico y que es capaz de penetrar en las células, modificando y destruyendo su estructura, incluso la del ADN.

Según el doctor HalHuggins, y otros profesionales de salud, el mercurio orgánico tiende a aumentar en los ganglios de los nervios donde interfiere con el funcionamiento apropiado, mientras que en los ganglios de la cara -por ejemplo- puede afectar al funcionamiento de una articulación en una zona remota del cuerpo, causando una artritis.

El prestigioso toxicólogo Max Daunderer describe los siguientes síntomas de la intoxicación de mercurio: Poca vitalidad, irritabilidad, dolor de cabeza, mareos, temblores, molestias intestinales, pérdida de memoria, insomnio, debilidad muscular, dolores de espalda, de mandíbula, paradontosis, alergias, asma, nerviosismo, depresión, perturbaciones de coordinación, parálisis, perturbaciones de vista y de oído, defensas bajas frente a infecciones, arritmia, anemia, electrosensibilidad.

Todo esto lleva al afectado a visitar numerosas veces al médico, el cual no sabrá diagnosticar, ya que en los análisis estándar que se hacen no aparecen reflejados los niveles de toxicidad por metales u otros tóxicos, como herbicidas o productos químicos. El afectado se recorre las consultas de muchos especialistas, los cuales solamente diagnostican enfermedades crónicas (psoriasis, fatiga, fibromialgia, esclerosis múltiple, asma, alergias, depresiones, bronquitis, candidiasis, neurosis, etc...) la mayoría incurables, pero paliando sus síntomas con fármacos que no hacen más que aumentar el problema.

Posteriormente, el mercurio orgánico forma depósitos pequeños en varios tejidos del cuerpo dentro de los cuales los microorganismos se albergan. Allí llegan a convertirse en anaerobios (viven sin oxígeno), y cuando los macrófagos y los leucocitos intentan atacarlos no pueden hacerlo porque los depósitos de mercurio se lo impiden. Así, los organismos continúan creciendo, produciendo toxinas (los productos desechados) que absorben los tejidos humanos sensibles. Esta producción diaria de toxinas, y su distribución a lo largo de los tejidos, órganos y sistemas de nuestro cuerpo, son lo que producen los diferentes síntomas de la enfermedad que luego son clasificados dentro del grupo de enfermedades autoinmunes.

Algunas de las materias con las cuales se elaboran las dentaduras postizas totales o parciales, están hechas también de una substancia mercúrica. Parece que no hemos aprendido la lección, pues este mercurio también lixivia fuera con el tiempo, continuando así la acumulación de mercurio peligroso. Hay fabricantes que para evitar este problema usan cadmio para no emplear el mercurio, pero el cadmio es tan peligroso como el mercurio.

Una vez que envejecemos, las funciones inmunes se vuelven lentas, y aumentan los procesos degenerativos. Por eso recomendamos que se acuda a un experto dentista, pues el inexperto aun cuando quite el mercurio o limpie los focos de infección, es probable que todos esos elementos vayan directos a su estómago.

Pesticidas y herbicidas

Los pesticidas y herbicidas se emplean con abundancia, aunque es justo reconocer que con frecuencia son imprescindibles, aunque su nombre nos parezca indicar lo contrario. Nuestro entorno es un mar peligroso, con sustancias artificiales creadas por el hombre para hacerlo habitable, aunque pueda parecer una paradoja macabra. La idea inicial era matar las pestes (los insectos, los roedores, etc.) o las cizañas que son molestas en las granjas, para que se pueda producir más. Las cosechas nunca estaban seguras de producirse y el hambre era frecuente porque una gran parte se malograba. Es similar a los antibióticos que, a primera vista, aparecen como productos milagrosos para limitar la proliferación de microbios indeseables, algunos de ellos causantes de millones de muertes humanas por infección. Sin embargo, lo que ha pasado no fue tan benéfico como se pensaba: los insectos, los microorganismos, e incluso las cizañas, se terminan adaptando y una bacteria superviviente, por ejemplo, puede engendrar una generación de descendientes que no sólo no pueden eliminarse mediante agentes químicos o antibióticos, sino que crean colonias nuevas que requieren otros elementos químicos o antibióticos contra esta nueva generación. El problema, además, es que los productos químicos también son destructivos para las células sanas.

Los pesticidas peligrosos y los herbicidas se extienden por todos los lugares a causa de los vientos y las aguas; e incluso viajan adheridos a los automóviles, barcos y aviones. Cualquiera de las aguas que llegan a nuestros hogares, e incluso la del mar y los lagos, contienen ya estas sustancias peligrosas. Hasta tal punto es así, que no hay producto pequeño en nuestros mercados que no los contengan. ¿Preocupante? Obviamente, pero no todo está perdido.

Los informes hablan de que aproximadamente hay 70.000 productos químicos que se usan ahora en el comercio, de los cuales varios centenares se sospecha son neurotóxicos, especialmente para los niños, que se estima son 10 veces más vulnerables a los químicos tóxicos que los adultos.

Generalmente, estos venenos se acumulan en las partes lipídicas de las células del cuerpo, o partes grasas. Los parásitos, incluso la candidiasis, las amebas, mycoplasmas, bacterias, virus, gusanos, etc., no consiguen ser destruidos totalmente hasta que los pesticidas y herbicidas sean eliminados del cuerpo.

Nuevas causas y factores de riesgo

La causa de la artritis reumatoide es desconocida, pero desde hace mucho tiempo se sospecha de agentes infecciosos tales como virus, bacterias y hongos. La causa de la artritis reumatoide es un área de investigación muy activa en todo el mundo y hay quienes creen que la tendencia a desarrollarla puede ser heredada. Ciertos genes han sido identificados como responsables de incrementar el riesgo de artritis reumatoide, pero también se sospecha que ciertas infecciones o factores en el medio ambiente pueden desencadenar la activación del sistema inmune en individuos susceptibles. Este sistema inmune mal dirigido entonces atacaría a los propios tejidos del cuerpo, llevando a la inflamación en las articulaciones y, a veces a varios órganos del cuerpo, tales como los pulmones o los ojos.

Independientemente de la causa exacta, el resultado es un sistema inmunológico que desencadena fenómenos inflamatorios en las articulaciones y, ocasionalmente, en otros tejidos del cuerpo. Las células inmunes, llamadas linfocitos, se activan y los mensajeros químicos (citoquinas, el factor de necrosis tumoral / TNF, interleuquina-1 / IL-1, y la interleucina-6 / IL-6) se expresan en las áreas inflamadas.

Los factores ambientales también parecen desempeñar algún papel en la causa de la artritis reumatoide y por ejemplo, los científicos han informado que fumar tabaco, la exposición al sílice, y la enfermedad periodontal crónica, aumentan el riesgo de desarrollar artritis reumatoide.

Causa primaria: El sistema inmune

Cuando por alguna razón ciertas moléculas extrañas entran al torrente sanguíneo, el sistema inmunológico produce anticuerpos específicos contra ellas que se les adhieren formando complejos antígenos. Luego se desencadena una cascada de eventos bioquímicos que conduce a la destrucción de estas sustancias.

Se ha considerado que el daño producido por la AR es debido a la presencia de estos complejos antígeno-anticuerpos por la continua presencia de antígenos en la sangre. Estos complejos se depositan en las articulaciones, pero también a menudo en otros sitios. Por esto es que la denominación reumática puede referirse a cualquier órgano o tejido.

Algunos ejemplos de ataque a otros tejidos son:

Las arterias: Arteritis

El hueso: Enfermedad de Paget, quistes, mielomas,

Los bronquios: asma intrínseca.

El colon: colitis ulcerativa.

Los ojos: iridociclitis, síndrome de Sjögren.

La sangre y el tejido hemopoyético: lupus sistémico, púrpura.

Las articulaciones: artritis reumatoidea

El Intestino delgado: enteritis regional, enfermedad de Crohn.

Linfáticos: Linfomas, esplenomegalia.

Los músculos: miositis

Amibas

Hay grandes posibilidades de que el elemento extraño que provoca esta respuesta inmunitaria sea un organismo conocido como amiba Limax, presente en todos los tejidos humanos y en varias especies animales sin causar trastornos. Al igual que con otras bacterias, como el E. Coli o la Helicobacter Pylori, pueden ser patógenas y afectar diferentes partes del organismo, dependiendo de la especie, la herencia genética, y los sistemas u órganos que invaden.

Varios doctores, entre ellos el Roger Wyburn-Mason de Inglaterra, quien estudió durante muchos años la presencia de una especie de amiba como causante de la artritis reumatoidea y de varios otros trastornos inexplicados, llegó a una primera conclusión: se necesitaban ciertas técnicas especiales de tinción para verlas, y por eso son difíciles de encontrar incluso en las lesiones de las partes afectadas. Su ausencia en el fluido sanguíneo se debe a que un protozoario no suele estar habitualmente en la sangre y los tejidos. Además, hay ciertos microorganismos que son capaces de cambiar de forma y tamaño durante su ciclo vital y en ocasiones se les confunde con los macrófagos, aparentemente inofensivos. Suelen estar incluso en el bazo, los nodos linfáticos y el sistema nervioso central, y en todos los tejidos aparentemente normales, pudiendo dar lugar a leucemia humana y linfomas.

También están presentes en:

Todos los materiales abortados que mostraban anomalías congénitas y en muchas placentas normales.

En las amígdalas hipertróficas y en las vegetaciones adenoideas extirpadas.

En tejidos normales de muchos sujetos muertos en accidentes.

En la materia fecal humana y de mamíferos.

En la carne cruda, de res, de carnero, de cerdo, los huevos y las leches no pasteurizadas.

En la superficie de la tierra.

En ciertos tumores de las plantas que crecen en sitios donde el tallo atraviesa la tierra.

En conclusión, podemos afirmar que la amiba Limax se encuentra virtualmente en todo el mundo, y habita en todos los animales, incluso el hombre. La forma enquistada se adquiere a través del aire, el agua y la comida; las formas adultas están en las heces de la mayoría de los animales, incluso el hombre. Constantemente nos infectamos y reinfectamos con ambas formas: la patógena y la no-patógena. Estos protozoarios forman parte de nuestro ambiente natural y son bastante diferentes de las amibas parasitarias que causan la disentería amebiana en el hombre.

Aunque esta teoría no ha sido considerada oficialmente, es aceptada por tres universidades y por 250 médicos en todo el mundo aglutinados en la Fundación para la Enfermedad Reumática, hoy llamada Fondo de la Artritis.

La modificación que convierte en patógena a la amiba Limax ocurre por los cambios del medio interno del individuo debido a sus transgresiones de dieta y otros hábitos de vida, de la misma manera que se presenta en otras bacterias nocivas.

La amiba que es un endobionte natural y necesario para el ser humano, en un esfuerzo para sobrevivir en este medio interno tóxico, se modifica convirtiéndose en un nuevo blanco para las células del sistema inmunológico, quienes se confunden y empiezan a producir defensas que destruyen los tejidos del huésped.

Wyburn-Mason dijo: Estos protozoarios han estado con el hombre desde su evolución más temprana y siguen todavía con él y, al igual que otras bacterias, son la causa de muchas enfermedades inexplicadas. Esta es una de las premisas básicas del pleomorfismo.

La reacción ante la presencia de estos organismos patógenos consiste en la proliferación de linfocitos y de células plasmáticas que producen anticuerpos contra los antígenos de la amiba. Estos anticuerpos están presentes en la sangre y como explica didácticamente el Dr. Jack M. Blount: "como espectadores inocentes, que sufren por balas dirigidas a un invasor; nuestro sistema inmunológico ataca al asaltante y nuestros propios tejidos reciben la agresión".

Dos médicos han confirmado los resultados de Wyburn-Mason, Marshall Stamm de Inglaterra y Raymond Cursons de Nueva Zelanda, quienes verificaron la presencia de protozoarios en los tejidos, y también que el suero de los seres humanos e incluso la sangre del cordón, contiene anticuerpos esta amiba. Otros como Craig y Faust, declaran que se han aislado tipos no especificados de amiba en los tejidos del cuerpo, mientras que C. Dobell declara que no hay un órgano en el cuerpo del que no se puedan obtener amibas. El doctor Bradley, un microbiólogo, ha identificado los anticuerpos contra Naegleria en la sangre de sus pacientes.

Más asombroso aún, después del descubrimiento del organismo en los tejidos humanos de Roger Wyburn-Mason, fue un informe publicado en 1922 y 1924 por los eminentes protozoólogos, Kofoid y Swezy, en las Publicaciones de Zoología de la Universidad de California que describe sus resultados en la médula ósea de casos de AR y los nodos linfáticos de la enfermedad de Hodgkin (el trabajo de Wyburn-Mason fue confirmado 50 años antes). Los dos protozoólogos consideraron que existía una relación causal del proceso artrítico, pero publicaron esto en un periódico zoológico, por eso sus resultados nunca recibieron el interés que merecían.

Las causas de la patogenicidad de la Amiba Limax

La importancia de la dieta

La microbiología enseña que los gérmenes productores de enfermedades son únicos y permanecen iguales, lo cual es inexacto. Más bien, los seres vivos tienen una flora normal en la sangre y los tejidos que es mutable y necesaria. Esto ha sido observado por varios autores entre los que se destacan Antoine Bechamp, Raymond Rife, Gunter Enderlein y Gaston Naessens. Este pleomorfismo ocurre en respuesta a cambios en el medio interno del huésped debido a variaciones en su forma de vida y dieta.

A través de nuestra dieta equivocada contribuimos de varias maneras a la formación de estos complejos inmunes persistentes. En la mayoría de las personas estos complejos son devorados por las células defensivas que habitan en el hígado, el bazo, y a lo largo del epitelio de los vasos, y sacados así del torrente sanguíneo. Sin embargo, en las víctimas de la AR estos complejos persisten y se filtran fuera del árbol capilar que atraviesa los tejidos de las articulaciones. Allí, en estos diminutos vasos, estos complejos actúan desencadenando inflamación y destrucción de tejidos.

Las dietas altas en grasas nocivas y el consumo masivo de proteínas en forma de carne, pollo y pescado, son causa de que estos complejos inmunes persistan y agobien los mecanismos del sistema inmunológico.

Los gérmenes llamados patógenos no han sido creados ni desean destruirnos como enseña la microbiología oficial, se han transformado en 'eso' en un esfuerzo por sobrevivir, pero es la conducta del huésped la que provoca esta modificación. La amiba Limax está siempre presente en los sujetos sanos sin causar trastornos.

La observación de los pacientes con AR y los descubrimientos del pleomorfismo, esclarecen los eventos que dan lugar a la modificación de la amiba. Estas son:

La acidificación del medio interno por el consumo de productos cárnicos y lácteos.

Las deficiencias de nutrientes.

Las alergias alimenticias.

El daño intestinal.

El cambio de la flora.

El aumento de la permeabilidad intestinal.

La acidificación del medio interno

La artritis reumatoidea es mucho más común en países dónde se come mucha carne y productos lácteos como los Estados Unidos, Canadá, Europa Occidental, Australia, y Nueva Zelanda. En los sitios donde la dieta se basa principalmente en granos, verduras y frutas, la artritis reumatoidea, la espondilitis anquilosante, la artritis psoriásica y el lupus, son muy raros y leves.

Esta diferencia no se explica por causas genéticas. Cuando las personas emigran de Asia y África a los Estados Unidos y adoptan esa nueva forma de comer, la artritis se hace frecuente y severa en estos inmigrantes y su descendencia.

Las carnes, los cereales refinados como el pan y el arroz blanco, los azúcares, los aceites comerciales y las margarinas, son causantes indirectos del desequilibrio que da lugar a este trastorno. Estos aceites poliinsaturados se convierten en ácido araquidónico (que está también presente en la carne), que produce la prostaglandina inflamatoria PGE2 y evita la formación de la beneficiosa PGE1.

La ingestión de carnes y carbohidratos a través de la acidificación de los tejidos origina un cambio en el medio interno que da lugar a la modificación de la amiba.

Aumento de la permeabilidad intestinal

Cuando se toma aspirina u otros analgésicos, la pared intestinal se hace más permeable permitiendo la entrada de alimentos semi-digeridos dañinos. Lo mismo ocurre cuando se ingieren frutas ácidas o dulces. Las verduras alcalinas mejoran este proceso, especialmente las crucíferas (col, berza, coliflor, brécol, lombarda).

Las plantas de la familia de las solanáceas como las patatas, los tomates, las berenjenas y el pimentón, con frecuencia tienen un efecto negativo sobre la artritis. En un estudio con 5.000 artríticos que evitaron estos alimentos, más del 70% tuvieron una mejoría gradual durante los 7 años del experimento

Las alergias alimenticias

Muchas personas afectadas de AR mejoran en gran medida cuando se someten a ayunos o restringen sus dietas eliminando los alimentos a los que son alérgicos. Muy a menudo las comidas a las que la gente es adicta y come todos los días son los principales alérgenos.

En un estudio realizado en 45 pacientes, 33 de ellos mostraron una mejoría significativa en 7 parámetros objetivos y 7 subjetivos durante un ayuno de 7 días. El investigador J.A. Hicklin obtuvo una mejoría objetiva sometida a 18 días de dietas de exclusión alérgica, (después de haberles hecho pruebas de alergias tradicionales.)

Puede haber también alergias a substancias inhaladas, como el gas de las estufas o calentadores, los humos de automóviles o del tabaco, los vapores de solventes y perfumes. Incluso los dentífricos, los maquillajes, los detergentes del lavaplatos y la ropa sintética, sobre todo el nylon, pueden contribuir a esta condición.

Esta invasión de alérgenos bacterianos y alimentarios produce las inflamaciones articulares y un fenómeno llamado 'enlodamiento' de la sangre, en el que los glóbulos rojos se agrupan juntos en forma de pilas de monedas. Esto produce un bloqueo en la circulación de la sangre y es causa de la rigidez que presentan estos pacientes en la mañana.

La agrupación de las células sanguíneas y la lentitud resultante del flujo circulatorio pueden observarse directamente en los capilares de las conjuntivas oculares de los artríticos. Esta misma condición es responsable del aumento de la sedimentación globular o VSG en la sangre en la artritis inflamatoria. Un VSG elevado es indicativo de una infección o de reacciones inmunes generalizadas.

CAPÍTULO 2

Síntomas

Aunque se trata de una enfermedad crónica, lo que significa que puede durar años, los pacientes pueden experimentar largos períodos sin síntomas. Sin embargo, con mayor frecuencia es una enfermedad progresiva que tiene el potencial de causar una destrucción de las articulaciones significativa y discapacidad funcional, si no se pone un tratamiento adecuado.

Puesto que una articulación es el lugar en donde se unen dos huesos que permite el movimiento de las partes del cuerpo, cuando está inflamada hay dolor y limitación física. La inflamación de las articulaciones en la artritis reumatoide causa inflamación, dolor, rigidez y enrojecimiento de las articulaciones, pudiendo llegar a afectar a los tejidos alrededor de las articulaciones, como los tendones, ligamentos y músculos.

Los síntomas articulares pueden abarcar:

Rigidez matutina, que dura más de una hora, que conlleva a articulaciones calientes, sensibles y rígidas cuando no se usan.

El dolor articular a menudo se siente en la misma articulación en ambos lados del cuerpo.

Con el tiempo, las articulaciones pueden perder su rango de movimiento y deformarse.

Otros síntomas abarcan:

Dolor torácico al respirar (pleuresía).

Resequedad en ojos y boca (síndrome de Sjögren).

Ardor, prurito y secreción del ojo.

Nódulos bajo la piel (generalmente signo de una enfermedad más grave).

Entumecimiento, hormigueo o ardor en las manos y los pies.

Dificultades para dormir.

De no tratarse la enfermedad, se produce inflamación de la membrana sinovial de varias articulaciones, siendo las más afectadas las muñecas, las articulaciones de los dedos de las manos y de los pies, las de los codos, los hombros, las caderas, las rodillas y los tobillos. Esto lleva consigo que el hueso termine dañado, produciéndose pequeñas erosiones, además de hacer que el cartílago disminuya o desaparezca. La sobrecarga de las articulaciones inflamadas acelera su destrucción. De igual modo, hay una pérdida sensible de la fuerza muscular y la movilidad, con quebrantamiento general.

El dolor está provocado como consecuencia de la inflamación o del deterioro del cartílago, y la inflamación es apreciable a simple vista; en ocasiones con derrame del líquido sinovial. Se perciben abultamientos duros (nódulos) que aparecen en zonas de roce de la piel como son los codos, el dorso de los dedos de las manos y de los pies, el talón, y es posible que con el tiempo se vaya produciendo una deformidad debido al deterioro progresivo de las articulaciones afectadas.

A veces se origina una inflamación, y posterior atrofia, de las glándulas que fabrican las lágrimas, la saliva, los jugos digestivos o el flujo vaginal, declarándose una rigidez, -generalmente matutina y prolongada-, que va desapareciendo a medida que el paciente va ejerciendo su actividad diaria.

Remisiones y recaídas

Los síntomas de la AR van y vienen, dependiendo del grado de inflamación del tejido. Cuando estos se inflaman, la enfermedad está activa y cuando la inflamación del tejido disminuye, la enfermedad está inactiva (en remisión). Las remisiones pueden ocurrir espontáneamente o con tratamiento y pueden durar semanas, meses o años. Durante estas, los síntomas de la enfermedad desaparecen, y los enfermos en general se sienten bien. Cuando la enfermedad se activa de nuevo (recaídas), los síntomas reaparecen. El curso de la artritis reumatoide varía entre los individuos afectados, y los períodos de brotes y remisiones son típicos.

Cuando la enfermedad está activa, los síntomas de la AR incluyen fatiga, pérdida de energía, falta de apetito, fiebre baja, dolores musculares y articulares, y rigidez. La rigidez en las articulaciones suelen ser más notable en la mañana y después de períodos de inactividad. Esto se conoce como rigidez matinal y rigidez post-sedentaria.

La artritis es común durante brotes de la enfermedad y también durante las erupciones, con las articulaciones con frecuencia calientes, rojas, hinchadas, dolorosas y sensibles. Esto ocurre porque el tejido de revestimiento de la articulación (la membrana sinovial) se inflama, lo que ocasiona la producción de líquido articular excesivo (líquido sinovial). La sinovia también se espesa con la inflamación (sinovitis). Con el tiempo, generalmente se inflaman múltiples articulaciones y afecta a ambos lados del cuerpo. En su forma más común se conoce como una poliartritis simétrica.

Los primeros síntomas pueden ser sutiles, percibiéndose en las pequeñas articulaciones de ambas manos y las muñecas que están a menudo involucradas. Al principio puede haber dolor y rigidez prolongada de las articulaciones, particularmente en la mañana y estos síntomas en las manos con artritis reumatoide incluyen dificultad para efectuar las tareas sencillas de la vida diaria, tales como girar las perillas de las puertas y abrir frascos. Simultáneamente, las pequeñas articulaciones de los pies también están comúnmente involucradas, lo que puede conducir a sensaciones dolorosas al caminar, especialmente por la mañana después de levantarse de la cama.

De vez en cuando, sólo es una articulación la que se inflama y cuando ello ocurre la artritis puede imitar otras afecciones similares, como la gota o infección de la articulación.

En algunas personas afectadas, la inflamación crónica conduce a la destrucción de los cartílagos, huesos y ligamentos, causando deformidad de las articulaciones. Este daño puede ocurrir desde los primeros síntomas y ser progresivos. Por otra parte, los estudios han demostrado que el daño progresivo a las articulaciones no necesariamente se correlaciona con el grado de dolor, rigidez, hinchazón o presente en las articulaciones.

La pérdida de cartílago y erosión y la debilidad de los huesos, así como los músculos, provocan deformidad de la articulación, con destrucción y pérdida de la función. En raras ocasiones, la artritis reumatoide puede incluso afectar a la articulación responsable de la voz, la articulación cricoaritenoide, ocasionando endurecimiento de las cuerdas vocales y nuevo tono de voz, con ronquera frecuente. Los síntomas en los niños con artritis reumatoide incluyen cojera, irritabilidad, llanto y falta de apetito.

CAPÍTULO 3

Diagnóstico

No existe una prueba específica para el diagnóstico de la artritis reumatoide, que se basa en la presentación clínica. En última instancia, la artritis reumatoide se diagnostica basándose en una observación de las articulaciones afectadas, la hinchazón y la rigidez característica de la mañana, así como la presencia en sangre del factor reumatoide y los anticuerpos citrulina, con nódulos reumatoides y cambios observables radiológicamente. Es importante entender que hay muchas otras enfermedades que pueden imitar una artritis reumatoide.

El primer paso en el diagnóstico es una reunión entre el médico y el paciente. El médico revisa la historia de los síntomas, examina las articulaciones inflamadas, la sensibilidad, inflamación y deformidad, así como la piel de los nódulos reumatoides (zonas firmes debajo de la piel, con mayor frecuencia en los codos o los dedos), y otras partes del cuerpo inflamadas.

Aunque se hacen otros análisis, el diagnóstico se basa en el patrón de los síntomas, la distribución de las articulaciones inflamadas, y los hallazgos en sangre y rayos X. Aun así, se necesitan varias visitas al médico para estar seguros del diagnóstico.

Diagnóstico diferencial

Hay que distinguir entre una inflamación articular que ayuda a distinguir la artritis reumatoide, de otros tipos comunes de artritis que no son inflamatorias, como la artrosis o la artritis degenerativa. La distribución de la inflamación en las articulaciones, también es importante para hacer un diagnóstico. En la artritis reumatoide, las pequeñas articulaciones de las manos y los dedos, las muñecas, los pies y las rodillas, están habitualmente inflamadas en una distribución simétrica (que afecta a ambos lados del cuerpo). Cuando sólo una o dos articulaciones están inflamadas, el diagnóstico de la artritis reumatoide se vuelve más difícil. Luego, el médico puede realizar otras pruebas para excluir la artritis debida a una infección o gota. La detección de nódulos reumatoides (descritos anteriormente), más a menudo alrededor de los codos y los dedos, puede sugerir el diagnóstico.

Pronóstico

Las personas con factor reumatoideo (FR), anticuerpos antipéptidos cíclicos citrulinados o nódulos subcutáneos, parecen presentar una forma más grave de la enfermedad, lo mismo que quienes la padecen a tempranas edades.

Sin el tratamiento apropiado, se puede presentar daño articular permanente.

Analítica y pruebas

Como se ha dicho, no hay un examen que pueda determinar con certeza si se padece o no artritis reumatoidea. La mayoría de los personas con esta enfermedad tendrán algunos resultados anormales en exámenes; sin embargo, algunas personas tendrán resultados normales en todos los exámenes.

Dos pruebas de laboratorio que a menudo ayudan en el diagnóstico son:

Factor reumatoideo

Anticuerpos antipéptidos cíclicos citrulinados (anticuerpos anti-PCC)

Otros exámenes que se pueden hacer abarcan:

Conteo sanguíneo completo

Proteína C reactiva

Tasa de sedimentación eritrocítica

Ecografía o resonancia magnética (RM) de las articulaciones

Radiografías de las articulaciones

Análisis del líquido sinovial.

Se pueden encontrar presencia de anticuerpos anormales en la sangre de las personas con artritis reumatoide mediante una prueba de sangre simple. Un anticuerpo denominado "factor reumatoide" (RF) se puede encontrar en el 80% de los afectados. Aquellos pacientes que tienen los síntomas de la artritis reumatoide y que no hay pruebas del factor reumatoide positivo, se les considera que tienen "artritis reumatoide seronegativa."

El anticuerpo citrulina (también conocido como anticuerpo anticitrulline, anticuerpo péptido cíclico citrulinado, y anticuerpo anti-CCP), está presente en el 50% -75% de las personas con artritis reumatoide. Es útil en el diagnóstico de la enfermedad para evaluar los casos de inflamación de las articulaciones sin explicación. Una prueba de anticuerpos de citrulina es especialmente útil en la búsqueda de la causa de la artritis inflamatoria previamente diagnosticada, cuando en el examen de sangre tradicional el factor reumatoide no está presente. Los anticuerpos citrulina se cree que representan las primeras etapas de la artritis reumatoide y también se han asociado con las formas más agresivas de la enfermedad. Otros anticuerpos llamados "anticuerpos antinucleares" (ANA), también se encuentran frecuentemente en las personas con artritis reumatoide.

En la sangre podremos determinar el índice de sedimentación, un marcador que nos da la medida aproximada de la inflamación de las articulaciones. Se determina midiendo la rapidez con la cual las células rojas caen a la parte inferior de un tubo de ensayo que suele ser más rápida (alta) durante los brotes de la enfermedad y más lentos (bajo) durante las remisiones. Otra prueba de sangre que se utiliza para medir el grado de inflamación presente en el cuerpo es la proteína C reactiva. Los análisis de sangre también pueden revelar anemia, ya que es común en la artritis reumatoide, sobre todo a causa de la inflamación crónica.

El factor reumatoide, ANA, la tasa de sedimentación y las pruebas de proteína C reactiva, también pueden ser anormales en otros trastornos autoinmunes sistémicos y condiciones inflamatorias. Por lo tanto, las alteraciones en estas pruebas de sangre por sí solas no son suficientes para el diagnóstico certero de la artritis reumatoide.

Los rayos X pueden ser normales o sólo demostrar la hinchazón de los tejidos blandos al principio de la enfermedad, pero a medida que la enfermedad progresa, pueden revelar erosiones óseas típicas de la artritis reumatoide en las articulaciones, así como también pueden ser útiles en el seguimiento de la progresión de la enfermedad y el daño articular en el tiempo. La gammagrafía ósea, un procedimiento que utiliza una pequeña cantidad de una sustancia radiactiva, también se puede utilizar para demostrar las articulaciones inflamadas y el daño articular.

Qué podemos ver en las radiografías

1- Ningún daño, aunque puede haber signos de disminución de la masa ósea.

2- Evidencia de adelgazamiento de los huesos alrededor de una articulación con o sin daño óseo.

3- Daño leve del cartílago.

También podemos ver:

Movilidad articular limitada, aunque no existan deformidades articulares.

Atrofia del músculo adyacente.

Anormalidades de los tejidos blandos alrededor de las articulaciones.

En fases posteriores es posible observar:

En la radiografía, evidencia de daño del cartílago y hueso, y adelgazamiento de los huesos alrededor de la articulación.

Deformidad articular sin rigidez permanente o fijación de la articulación.

Atrofia muscular extensa.

Anormalidades de los tejidos blandos alrededor de las articulaciones.

Etapas sucesivas:

En la radiografía, suele percibirse daño del cartílago y el hueso, así como osteoporosis alrededor de la articulación.

Deformidad de la articulación con anquilosis permanente de la articulación.

Atrofia muscular extensa.

Anormalidades de los tejidos blandos alrededor de las articulaciones.

Los reumatólogos también clasifican el estado funcional de las personas con artritis reumatoide de la siguiente manera:

Clase I: completamente capaz de realizar las actividades habituales de la vida diaria.

Clase II: capaz de realizar la auto-atención habitual y las actividades laborales, pero limitado en actividades fuera del trabajo (por ejemplo, la práctica de deportes, las tareas del hogar).

Clase III: capaz de realizar las actividades habituales de cuidados personales, pero limitado en el trabajo y otras actividades.

Clase IV: limitada la capacidad de realizar el auto-cuidado de costumbre, el trabajo y otras actividades.

Artrocentesis

En este procedimiento, se emplean una aguja y una jeringa estériles para drenar líquido de una articulación afectada para su estudio en el laboratorio. El análisis puede ayudar a descartar otras causas de artritis, como infección y gota, siendo útil para aliviar la hinchazón y dolor articular. En ocasiones, se inyecta cortisona en la articulación con el fin de aliviar rápidamente la inflamación articular y reducir los síntomas.

CAPÍTULO 4

Complicaciones

Dado que la artritis reumatoide es una enfermedad sistémica, su inflamación puede afectar a órganos y áreas del cuerpo distintas de las articulaciones. La inflamación de las glándulas de los ojos y la boca puede provocar sequedad de estas áreas y se conoce como el síndrome de Sjögren, lo que puede ocasionar abrasión de la córnea. La inflamación de la parte blanca de los ojos (la esclerótica) se conoce como escleritis y puede ser muy peligrosa para los ojos.

La inflamación reumatoide del revestimiento del pulmón provoca pleuritis, con dolor en el pecho, respiración profunda, falta de aliento o tos. El propio tejido pulmonar también puede inflamarse y generar cicatrices, y algunas veces los nódulos de la inflamación (nódulos reumatoides) se desarrollan dentro de los pulmones. La inflamación del tejido que rodea el corazón, el pericardio, provoca pericarditis que puede causar dolor en el pecho que generalmente cambia en intensidad cuando se está acostado o inclinándose hacia adelante.

La artritis reumatoide se asocia con un mayor riesgo de ataque al corazón, además de que con frecuencia hay una disminución del número de glóbulos rojos y las células blancas de la sangre. Esta disminución de los leucocitos puede estar asociada con un agrandamiento del bazo (denominado síndrome de Felty) y aumentar el riesgo de infecciones. El riesgo de un linfoma (cáncer en los ganglios linfáticos) es mayor en los pacientes con artritis reumatoide, especialmente en aquellos con inflamación articular activa y sostenida. Se perciben bultos o protuberancias firmes debajo de la piel, formando nódulos subcutáneos o reumatoides alrededor de los codos y los dedos donde hay presión frecuente. A pesar de que estos nódulos generalmente no causan síntomas, en ocasiones pueden llegar a infectarse.

Los nervios de las muñecas pueden estar afectados causando el síndrome del túnel carpiano.

Una rara complicación grave, por lo general con la enfermedad reumatoide de larga duración, es la inflamación de los vasos sanguíneos o vasculitis que puede afectar el suministro de sangre a los tejidos y causar la muerte del tejido por necrosis. Esto a menudo es visible inicialmente como pequeñas áreas negras alrededor de las uñas o como úlceras en las piernas.

La artritis reumatoidea puede afectar a casi cualquier parte del cuerpo. Las complicaciones pueden abarcar:

Daño al tejido pulmonar (pulmón reumatoideo).

Aumento del riesgo de arterioesclerosis.

Lesión en la columna cuando los huesos del cuello resultan dañados.

Inflamación de los vasos sanguíneos (vasculitis reumatoidea), la cual puede llevar a que se presenten problemas en la piel, los nervios, el corazón y el cerebro.

Hinchazón e inflamación del revestimiento externo del corazón (pericarditis)) y del músculo cardíaco (miocarditis), lo cual puede llevar al desarrollo de insuficiencia cardiaca congestiva.

Los tratamientos convencionales, no así los naturales, para la artritis reumatoidea también pueden causar efectos secundarios graves.

Fumar cigarrillos parece empeorar la artritis reumatoidea, así que es importante evitar el tabaco.

CAPÍTULO 5

Investigaciones

Los científicos de todo el mundo están estudiando muchas áreas prometedoras de nuevos enfoques de tratamiento para la artritis reumatoide y, de hecho, las directrices de tratamiento están evolucionando con la disponibilidad de nuevos tratamientos. Estas áreas incluyen tratamientos que bloquean la acción de los factores de inflamación especiales, tales como el factor de necrosis tumoral (TNF alfa), de células B y la función de las células T, así como la interleuquina-1 (IL-1). Están siendo desarrollados muchos otros medicamentos que actúan en contra de ciertos glóbulos blancos críticos y los mensajeros químicos que intervienen en la inflamación reumatoide. Además, los nuevos AINE, poseen mecanismos de acción que son diferentes de los fármacos actuales.

Hay también mejores métodos que de forma más precisa definen qué pacientes son más propensos a desarrollar una enfermedad más agresiva. La investigación reciente sobre los anticuerpos, ha encontrado que la presencia de anticuerpos de citrulina en la sangre se ha asociado con una mayor tendencia hacia formas más destructivas de la artritis reumatoide.

Los estudios que incluyen varios tipos de colágeno del tejido conectivo están en curso y muestran signos alentadores en la reducción de actividad de la enfermedad reumatoide. Por último, la investigación genética y la ingeniería es probable que traigan muchas nuevas vías para el diagnóstico temprano y un tratamiento oportuno en el futuro cercano. Los perfiles de genes, también conocido como el análisis conjunto de genes, se identifican como un método útil para definir qué enfermos van a responder a qué medicamentos. Se están realizando estudios que utilizan un análisis conjunto de genes para determinar qué pacientes estarán en mayor riesgo de desarrollar una enfermedad más agresiva.

Pronóstico

Con un tratamiento agresivo y precoz, las perspectivas para los afectados por la artritis reumatoide pueden ser muy buenas, pues la actitud general respecto a la capacidad para controlar la enfermedad ha cambiado enormemente desde este siglo. Ahora, los médicos se esfuerzan por erradicar cualquier signo de enfermedad activa, que puede ser controlada y llevar a una salud óptima.

La artritis reumatoide anteriormente causaba discapacidad y podía aumentar la mortalidad y disminuir la esperanza de vida, llevando a una muerte temprana. Los pacientes tenían un pronóstico menos favorable cuando había deformidad, así como incapacidad, inflamación de las articulaciones sin control y quizá otras zonas afectadas. En la actualidad, todo ha cambiado y mejorado.

En general, la artritis reumatoide tiende a ser potencialmente más perjudicial cuando el factor reumatoide o el anticuerpo citrulina aparecen en los análisis de sangre.

Prevención

Actualmente, no existe una prevención específica de la artritis reumatoide, aunque las medicinas alternativas ofrecen grandes posibilidades. Se sabe, no obstante, que fumar cigarrillos, la exposición al mineral de sílice, y la enfermedad periodontal crónica, aumentan el riesgo para la artritis reumatoide, por lo que deben evitarse.

Evolución

El grado de destrucción de la artritis reumatoide varía entre los individuos afectados. Las personas con formas poco comunes y menos destructivas de la enfermedad o que apenas manifiestan síntomas después de muchos años de actividad, se pueden controlar con reposo, más el control del dolor y los medicamentos antiinflamatorios. En general, la función puede mejorarse y la discapacidad y la destrucción de las articulaciones se minimizan cuando la enfermedad es tratada antes con fármacos de segunda línea (fármacos antirreumáticos modificadores de la enfermedad), incluso a los pocos meses del diagnóstico. La mayoría de las personas requieren drogas más agresivas de segunda línea, como el metotrexato, además de los agentes antiinflamatorios. A veces, estos fármacos de segunda línea se utilizan en combinación y en algunos casos con deformidad articular severa, puede ser necesaria la cirugía.

Artritis reumatoide y el embarazo

En general, la artritis reumatoide a menudo mejora durante el embarazo y la inflamación de las articulaciones tienden a disminuir y reducirse al mínimo durante el embarazo. Desafortunadamente, esta reducción de la inflamación no suele sostenida después del parto. Además, los medicamentos antiinflamatorios no esteroideos, incluyendo ibuprofeno, naproxeno, y otros, no se utilizan durante el embarazo, lo mismo que aquellos que se emplean para detener la progresión de la enfermedad reumatoide, como el metotrexato y ciclosporina y que también deben suspenderse mucho antes de la concepción, debido a los riesgos potenciales para el feto. Finalmente, también se evitan los medicamentos biológicos.

En el caso de que la enfermedad se active durante el embarazo, los medicamentos esteroideos, como la prednisona y prednisolona, se utilizan a menudo para calmar la inflamación de las articulaciones y no se piensa que puedan afectar al feto.

CAPÍTULO 6

Tratamiento convencional

Tratamiento convencional

La artritis reumatoidea generalmente requiere tratamiento de por vida que incluye medicamentos, fisioterapia, ejercicio, educación y posiblemente cirugía. El tratamiento oportuno para este tipo de artritis puede impedir la destrucción de la articulación.

MEDICAMENTOS

> Medicamentos antirreumáticos modificadores de la enfermedad (DMARD, por sus siglas en inglés).

Son los primeros fármacos que por lo general se ensayan en pacientes con artritis reumatoidea. Se recetan además del reposo, los ejercicios de fortalecimiento y los fármacos antinflamatorios.

El metotrexato es el DMARD más comúnmente utilizado para la artritis reumatoidea. La leflunomida y la hidroxicloroquina también se pueden utilizar.

La sulfasalazina es un antinflamatorio que a menudo se combina con metotrexato e hidroxicloroquina (terapia triple).

Estos fármacos pueden tener efectos secundarios serios, así que se necesitan exámenes de sangre frecuentes cuando se están tomando.

Medicamentos antinflamatorios.

Abarcan ácido acetilsalicílico y antinflamatorios no esteroides (AINES), como ibuprofeno y naproxeno.

Aunque los AINE funcionan bien, su uso prolongado puede causar problemas estomacales, como úlceras y sangrado, y posibles problemas cardíacos.

El celecoxib es otro antinflamatorio. Los fármacos de esta clase (inhibidores de COX-2) pueden incrementar el riesgo de ataques cardíacos y accidente cerebrovascular en algunas personas.

Medicamentos antipalúdicos.

Este grupo de medicamentos abarca la hidroxicloroquina y casi siempre se usan junto con metotrexato. Pueden pasar semanas o meses antes de ver algún beneficio de estos medicamentos.

Corticosteroides.

Funcionan bien para reducir la hinchazón e inflamación articular, pero pueden tener efectos secundarios a largo plazo. Por lo tanto, se deben tomar sólo por un corto tiempo y en dosis bajas cuando sea posible.

Agentes biológicos.

Están diseñados para afectar partes del sistema inmunitario que juegan un papel en el proceso patológico de la artritis reumatoidea. Se pueden administrar cuando otros medicamentos para la artritis reumatoidea no han funcionado. A veces, el médico iniciará los fármacos biológicos con más celeridad, junto con otros fármacos para este tipo de artritis.

La mayoría de estos fármacos se administran ya sea bajo la piel (subcutáneos) o en una vena (intravenosos). Existen diferentes tipos de fármacos biológicos:

Moduladores de glóbulos blancos como: abatacept y rituximab

Inhibidores del factor de necrosis tumoral (FNT) como: Adalimumab, Etanercept, Infliximab, golimumab y certolizumab.

Inhibidores de la interleucina-6 (IL-6): tocilizumab.

Los agentes biológicos pueden ser muy útiles en el tratamiento de la artritis reumatoidea. Sin embargo, las personas que toman estos fármacos deben ser vigiladas muy de cerca debido a serios factores de riesgo:

Infecciones por bacterias, virus y hongos

Leucemia o linfoma

Psoriasis

Reacciones alérgicas.

Otros fármacos.

Inhibidor de Januscinasa: Tofacitinib. Se trata de un medicamento tomado por vía oral que ahora está aprobado para el tratamiento de la artritis reumatoidea.

Recomendación

El tratamiento óptimo implica una combinación de medicamentos, reposo, ejercicios para reforzar las articulaciones, protección de las articulaciones, ayuda de la familia y acondicionamiento del entorno social y laboral. El tratamiento es personalizado de acuerdo a muchos factores, como la actividad social, los tipos de articulaciones afectadas, la salud general, edad y ocupación laboral.

El tratamiento conjunto con la medicina natural, unido a una estrecha colaboración entre los especialistas, el paciente y la familia, suele dar resultados óptimos.

Dos clases de medicamentos se utilizan en el tratamiento de la artritis reumatoide: los de acción rápida "medicamentos de primera línea" y los de acción lenta "drogas de segunda línea" (también conocidas como drogas o antirreumáticos (FAME) modificadores de la enfermedad).

Los medicamentos de primera línea, como la aspirina y cortisona (corticoides), se utilizan para reducir el dolor y la inflamación.

Los medicamentos de segunda línea de acción lenta, como el metotrexano y la hidroxicloroquina, promueven la remisión de la enfermedad y previenen la destrucción progresiva de las articulaciones.

Protocolo

Este tratamiento se basa en el trabajo del Profesor Roger Wyburn-Mason y del doctor Jack M. Blount.

Las metas son:

Detención de la actividad de la enfermedad

Reparación del daño causado por la enfermedad y

Mantenimiento del bienestar del paciente.

Tratamiento convencional

1. Nitroimidazoles

2. Furazolidona (Furoxona)

3. Iodoquinol

4. Potaba

5. Allopurinol

6. Rifampicina

7. Prednisona

El alivio sintomático del dolor a menudo se puede lograr con acetaminofeno oral e incluso con preparaciones tópicas, que se frotan en la piel.

Antibióticos

Los antibióticos, en particular la tetraciclina, han sido probados para la artritis reumatoide recientemente en ensayos clínicos. Aunque los primeros resultados han demostrado la mejora leve a moderada en los síntomas de la artritis, nuestra desconfianza hacia esta antibiótico en desuso, es alta. Quizá es que tratan de encontrar un hueco en el mercado que perdieron hace tiempo.

La minociclina es posible que pueda impedir el desarrollo de metaloproteinasas, enzimas que actúan como mediadoras en la destrucción de los tejidos.

Las áreas del cuerpo no articulares que se ven afectadas por la inflamación reumatoide, son tratadas individualmente. El síndrome de Sjögren puede ser controlado mediante el uso de lágrimas artificiales y salas de humidificación en el hogar o la oficina. Los colirios con medicamentos como la ciclosporina, también se emplean para ayudar a los ojos secos. Los chequeos regulares de la vista y el tratamiento antibiótico precoz de la infección en los ojos, son importantes. La inflamación de los tendones (tendinitis), la bursa (bursitis), y nódulos reumatoides, pueden aliviarse mediante cortisona. La inflamación del revestimiento del corazón y / o los pulmones puede requerir altas dosis de cortisona oral.

Recomendaciones sobre la medicación

Medicamentos "de primera línea"

El acetilsalicílico, naproxeno, ibuprofeno, y etodolac, son ejemplos de medicamentos antiinflamatorios no esteroides (AINE) que pueden reducir la inflamación de los tejidos, el dolor y la hinchazón. Los AINE no son cortisona. El acetilsalicílico, en dosis más altas que las que se utilizan en el tratamiento de dolores de cabeza y fiebre, es un medicamento antiinflamatorio eficaz para la artritis reumatoide y se lleva usando para problemas en las articulaciones desde la época del antiguo Egipto.

Los AINE más nuevos son tan eficaces como la aspirina para reducir la inflamación y el dolor y requieren menos dosis por día. Las respuestas de los pacientes a los diferentes medicamentos AINE varían. Por lo tanto, no es raro que un médico pueda recetar varios medicamentos AINE con el fin de identificar el agente más eficaz con menos efectos secundarios. Los efectos secundarios más comunes de la aspirina y otros AINE incluyen malestar estomacal, dolor abdominal, úlceras, e incluso sangrado gastrointestinal.

Con el fin de reducir los efectos secundarios gastrointestinales, los AINE se suele tomar con los alimentos. Otros medicamentos se recomiendan con frecuencia para proteger el estómago de los efectos de la úlcera de los AINE e incluyen antiácidos, sucralfato, inhibidores de la bomba de protones y el misoprostol. Los AINE más nuevos incluyen inhibidores Cox-2, como el celecoxid, que ofrecen efectos antiinflamatorios con menos riesgo de irritación estomacal y el riesgo de sangrado.

Los medicamentos corticosteroides pueden administrarse por vía oral o se inyectan directamente en los tejidos y articulaciones. Son más potentes que los AINE en la reducción de la inflamación y en la restauración de la movilidad y la función de las articulaciones. Son útiles por períodos cortos durante los brotes graves de actividad de la enfermedad o cuando la enfermedad no responde a los AINE. Sin embargo, pueden tener efectos secundarios graves, especialmente cuando se administra en dosis elevadas durante largos períodos de tiempo. Estos efectos secundarios incluyen aumento de peso, hinchazón facial, adelgazamiento de la piel y los huesos, fácil aparición de moretones, cataratas, riesgo de infección, pérdida de masa muscular, y la destrucción de las articulaciones grandes, como las caderas. Los corticosteroides también conllevan cierto aumento del riesgo de contraer infecciones.

Estos efectos secundarios pueden ser parcialmente evitados reduciendo gradualmente las dosis de corticosteroidescuando el individuo logra mejoría en los síntomas. En ocasiones, al suprimir los corticosteroidesse pueden producir brotes de la enfermedad u otros síntomas de la abstinencia. El adelgazamiento de los huesos debido a la osteoporosis se puede prevenir mediante suplementos de calcio y vitamina D.

Fármacos de "Segunda línea" o "acción lenta", modificadores de la enfermedad

Mientras que los medicamentos "de primera línea" (AINE y corticosteroides) pueden aliviar la inflamación articular y el dolor, no impiden necesariamente la destrucción articular o la deformidad. La artritis reumatoide requiere medicamentos distintos de los AINE y los corticosteroides para detener el daño progresivo del cartílago, el hueso y los tejidos blandos adyacentes. Los medicamentos para la AR necesarios para la gestión ideal de la enfermedad, también se conocen como drogas o DMARDs antirreumáticos modificadores de la enfermedad.

Se denominan como "de segunda línea" o "medicamentos de acción lenta" y pueden tardar semanas o meses en notarse los efectos. Se utilizan durante largos períodos de tiempo, incluso años, a dosis variables. Si desarrollan la máxima eficacia, pueden promover la remisión, o al menos retardar la progresión de la destrucción de las articulaciones y la deformidad. A veces, se utilizan medicamentos juntos. Al igual que con los medicamentos de primera línea, el médico puede tener que probar diferentes medicamentos de segunda línea antes de encontrar el tratamiento óptimo.

La investigación sugiere que los pacientes que responden a un DMARD y logran el control de la enfermedad reumatoide, pueden llegar a reducir el riesgo (pequeño, pero real) de linfoma (cáncer de los ganglios linfáticos) que existe simplemente por tener artritis reumatoide. Los disponibles, son:

Hidroxicloroquina, que se relaciona con la quinina y también se ha utilizado en el tratamiento de la malaria. Se lleva utilizando hace mucho tiempo para el tratamiento de la artritis reumatoide. Los posibles efectos secundarios incluyen cambios en la visión, dolor de estómago, erupciones en la piel y debilidad muscular. A pesar de que cambios en la visión son poco frecuentes, las personas que lo toman deben ser controladas por un oftalmólogo.

La sulfasalazina es un medicamento oral utilizado tradicionalmente en el tratamiento de enfermedades intestinales de leves a severas con componente inflamatorio, como la colitis ulcerosa y la enfermedad de Crohn. Se usa para tratar la artritis reumatoide en combinación con medicamentos antiinflamatorios y es generalmente bien tolerado. Los efectos secundarios comunes incluyen sarpullido y malestar estomacal. Debido a que se compone de sulfa y compuestos de salicilato, debe ser evitado por personas con alergias conocidas a ellos.

El metotrexato ha ganado popularidad entre los médicos como un fármaco inicial, tanto por su eficacia, como por los efectos secundarios relativamente poco frecuente. También tiene la ventaja de la flexibilidad en la dosis que puede ajustarse según las necesidades. El metotrexato es un fármaco inmunosupresor y puede afectar a la médula ósea y al hígado, incluso rara vez causar cirrosis.

Todas las personas que toman metotrexato requieren análisis de sangre regulares para monitorear los conteos sanguíneos y la función hepática. Tomar ácido fólico como suplemento, puede reducir el riesgo de efectos secundarios de metotrexato.

Las sales de oro se han utilizado para tratar la artritis reumatoide en la mayor parte del siglo pasado. La Tioglucosa y el tiomalato oro se administran mediante inyección, en un principio de forma semanal, durante meses o años. La forma oral auranofins, se introdujo en la década de 1980. Los efectos secundarios del oro (oral e inyectable) incluyen erupciones en la piel, llagas en la boca, daño renal con filtración de proteínas en la orina, y daño de la médula ósea con anemia y bajo recuento de glóbulos blancos. Los que recibieron tratamiento con oro son monitoreados regularmente con sangre y orina. El oro oral puede causar diarrea. Estos medicamentos han perdido el favor debido a la disponibilidad de tratamientos más eficaces, sobre todo metotrexato.

La D-penicilamina puede ser útil en casos seleccionados de las formas progresivas. Los efectos secundarios son similares a los del oro. Incluyen fiebre, escalofríos, llagas en la boca, sabor metálico, erupciones en la piel, y daño en los riñones y la médula ósea, malestar estomacal y moretones. Las personas que toman este medicamento requieren análisis rutinarios de sangre y de orina. La D-penicilamina ya no se utiliza comúnmente para el tratamiento de la artritis reumatoide.

Se emplean medicamentos inmunosupresores potentes que suprimen el sistema inmunológico del cuerpo. Se incluyen el metotrexato, la azatioprina, la ciclofosfamina, el clorambucilo, y la ciclosporina. Debido a los efectos secundarios potencialmente graves, los medicamentos inmunosupresores (excepto el metotrexato) son generalmente reservados para los que tienen una enfermedad muy agresiva o aquellos con complicaciones graves inflamatorias, como la inflamación de los vasos sanguíneos (vasculitis). La excepción es el metotrexato, que no se asocia con efectos secundarios graves y pueden ser monitoreados cuidadosamente con las pruebas de sangre. El metotrexato se ha convertido en el medicamento de segunda línea preferido como resultado.

Los medicamentos inmunosupresores pueden deprimir la función de la médula ósea y causa anemia, bajo recuento de glóbulos blancos, y bajo recuento de plaquetas. Un recuento de glóbulos blancos bajo puede aumentar el riesgo de infecciones, mientras que un nivel bajo de plaquetas puede aumentar el riesgo de sangrado. El metotrexato rara vez puede conducir a la cirrosis hepática o a reacciones alérgicas en el pulmón. La ciclosporina puede causar daño renal e hipertensión. Debido a los efectos secundarios potencialmente graves, los medicamentos inmunosupresores se utilizan en dosis bajas, por lo general en combinación con agentes antiinflamatorios.

Las combinaciones tradicionales, incluyendo sulfasalazina, metotrexato, hidroxicloroquina, se ha demostrado como método potente para detener la progresión de la enfermedad.

Un nuevo medicamento

Una nueva píldora pronto podría ofrecer a las personas con artritis reumatoide una alternativa a las inyecciones e infusiones intravenosas para tratar su enfermedad.

La droga, tofacitinib, se toma dos veces al día que logra que disminuya el ataque inmunológico del cuerpo hacia sus propias articulaciones y órganos. Funciona de manera ligeramente diferente a los tratamientos disponibles en la actualidad para la artritis reumatoide.

Según el Dr. Jeffrey R. Curtis, director de The Arthritis Clinical Intervention Program de la Universidad de Alabama: "Es muy importante y muy emocionante, y algunos han descrito como un fármaco biológico en una píldora". Curtis trabajó en los primeros ensayos del tratamiento, pero no participó en la investigación actual.

Los biológicos han revolucionado el tratamiento de la AR, pero deben ser administrados por inyección o IV. Están elaborados a partir de fuentes naturales que utilizan un método biológico, en lugar de un método químico.

Un par de estudios publicados en el New England Journal of Medicine, muestran que el tratamiento funciona al menos tan bien como Humira, otro medicamento biológico. El Tofacitinib también redujo el número de articulaciones inflamadas y dolorosas en aproximadamente el doble de pacientes en comparación con un placebo.

Los estudios incluyeron a un total de más de 1.300 personas con AR, detectándose mejoras significativas en la función física ya en la segunda semana de la droga.

Los estudios no siguieron a estos pacientes el tiempo suficiente para demostrar si tofacitinib podría retardar la destrucción física de las articulaciones, como otros fármacos antirreumáticos (DMARD) modificadores de la enfermedad.

La FDA está sopesando si se aprueba o no el tofacitinib, que trabaja de forma diferente mediante el bloqueo de la enzima Janus quinasa (JAK) dentro de las células. Esta enzima ayuda a controlar los mensajeros químicos que dan la respuesta inmunitaria. Debido a que el fármaco actúa más precozmente en la respuesta inmune que la mayoría de productos biológicos, tiene efectos más amplios en el cuerpo.

En los estudios actuales, los efectos secundarios comunes incluyen infección del tracto respiratorio superior, dolor de cabeza y diarrea. El tofacitinib también estaba vinculado a un recuento disminuido de glóbulos blancos, por lo que los pacientes que tomaban el fármaco estaban más propensos a virus e infecciones bacterianas y tuberculosis.

Los pacientes que toman tofacitinib también vieron aumentados los niveles del colesterol LDL, aunque por padecer AR también aumenta el riesgo para padecer enfermedad cardiaca. Puesto que la inflamación queda reducida y con ella el riesgo de cardiopatía, es posible que el aumento de colesterol no sea importante.

Cirugía

Se puede recomendar cirugía para restaurar la movilidad articular o reparar las articulaciones dañadas. Los médicos que se especializan en cirugía articular son los cirujanos ortopédicos y consiste en una artroscopia para lograr la sustitución parcial y completa de la articulación. Se trata de una técnica quirúrgica mediante la cual el médico inserta un instrumento similar a un tubo en la articulación para ver y reparar los tejidos anormales.

El reemplazo total de la articulación es un procedimiento quirúrgico en el que una articulación destruida se sustituye con materiales artificiales. Por ejemplo, las pequeñas articulaciones de la mano pueden ser reemplazadas con material plástico. Las articulaciones grandes, como las caderas o las rodillas, se sustituyen con metales.

Por último, al minimizar el estrés emocional se puede ayudar a mejorar la salud en general en personas con artritis reumatoide. Los grupos sociales de ayuda, ofrecen que las personas afectadas puedan hablar de sus problemas con los demás y aprender más acerca de su enfermedad.

La cirugía puede abarcar:

Extirpación del revestimiento articular (sinovectomía).

Artroplastia total en casos extremos; puede incluir artroplastia total de rodilla, artropatía de cadera, artroplastia del tobillo, artroplastia del hombro y otras.

CAPÍTULO 7

Dieta y remedios naturales

Tratamientos de desintoxicación

Afortunadamente hay muchas maneras de destoxificar estos elementos, como realizando saunas de sudor durante 2 a 4 semanas, con vitaminas, minerales y ácidos esenciales grasos, uso de hierbas y remedios homeopáticos depurativos. Lee Cowden, por ejemplo, recomienda el ozono, sobre todo el tipo en que puede usarse en la propia casa. Una máquina de ozono cuesta unos 500 euros y se usa durante aproximadamente 20 minutos.

Hay dos tratamientos muy popularizados:

El método de la doctora Hulda Clark, afirma que la causa de todas las enfermedades son los parásitos, presentes en el cuerpo de todas las personas. Generalmente, el cuerpo los excreta cuando están en sus fases iniciales y no llegan a adultos en nuestro interior; pero, algo distinto sucede cuando hay abundancia de tóxicos o solventes como el benceno o el alcohol isopropílico. Su terapia se basa en un aparato de su invención denominado Sincrómetro, el cual afirma que detecta frecuencias resonantes entre dos productos, un "testigo" del tóxico o contaminante y el objeto a analizar: alimentos, agua, suplementos nutricionales, complejos vitamínicos, medicamentos, productos de higiene personal, cosméticos, tintes de pelo, perfumes, productos de limpieza... Mediante una muestra de saliva, el aparato también detecta la presencia de un determinado tóxico, metal pesado, parásito, hongo, virus o bacteria en el organismo, pudiendo incluso localizar con exactitud el órgano o tejido en el que se encuentra.

El Par Biomagnético (según sus divulgadores) es un sistema que consiste en el reconocimiento de puntos de energía alterados en el organismo humano que en conjunto provocan una enfermedad. Este reconocimiento se efectúa con imanes pasivos (no electrificados ni conectados a máquinas electrónicas), que se aplican en diversas zonas del cuerpo humano como si se tratara de un rastreo o escaneo Biomagnético. Una vez reconocidas y confirmadas dichas zonas en su potencial energético – que corresponden a órganos y tejidos que sufren la distorsión – el terapeuta aplica un conjunto de imanes en esos puntos durante 10 a 15 minutos a cada persona y generalmente los aplican en forma simultánea. Si se corrige la alteración iónica, desaparece el problema, ya que se retorna al punto de equilibrio.

Ejercicio

El ejercicio regular adecuado es importante para mantener la movilidad de las articulaciones y en el fortalecimiento de los músculos alrededor de las mismas. La natación es particularmente útil, ya que permite el ejercicio con un mínimo de estrés en las articulaciones. Los terapeutas físicos y ocupacionales están capacitados para proporcionar instrucciones específicas de ejercicio y pueden ofrecer apoyos mecánicos adecuados. Por ejemplo, férulas de muñeca y dedos para reducir la inflamación y mantener la alineación de las articulaciones. Los dispositivos tales como bastones, modificadores de asiento del inodoro y pinzas, pueden ayudar en las actividades de la vida diaria. El calor y aplicaciones de frío son modalidades que pueden aliviar los síntomas antes y después del ejercicio.

Fisioterapia

Los ejercicios de rango o amplitud de movimiento y los programas indicados por un fisioterapeuta, pueden retardar la pérdida de la función articular y ayudar a mantener los músculos fuertes. Algunas veces, usan máquinas especiales para aplicar calor profundo o estimulación eléctrica para reducir el dolor y mejorar la movilidad articular.

Otras terapias que pueden ayudar a aliviar el dolor articular abarcan:

Técnicas de protección de la articulación.

Tratamientos con calor y frío.

Férulas o dispositivos ortopédicos para apoyar y alinear las articulaciones.

Períodos frecuentes de descanso entre las actividades, así como lograr 8 a 10 horas de sueño cada noche.

Eliminación de la amiba

La reacción de Herxheimer.

Con este tratamiento la enfermedad reumatoidea puede comenzar a mejorar en pocos días, pero deben conocerse ciertos cambios previos a este evento. La destrucción masiva de la amiba produce fiebre, malestar, sudoración, escalofríos, dolor de cabeza, agravación de la hinchazón articular, a veces secreción nasal. Hay aumento temporal del malestar con elevaciones de la temperatura después del tratamiento antiamebiano. La reacción de Herxheimer puede ser tan severa que algunos pacientes se asustan y quieren suspender el tratamiento. Después de la segunda semana de medicación, la reacción empieza a disminuir gradualmente, ya que hay menos amibas destruyéndose y menos antígenos liberados al organismo.

Para frenar la reacción de Herxheimer se emplean el boro, cobre, las enzimas digestivas, y las sales biliares.

Los baños calientes a 45 grados con bicarbonato de sodio y sulfato de magnesio, son muy útiles porque mejoran el malestar y corregir la acidificación severa que se presenta en el momento de esta reacción.

La presencia de la amiba en el cuerpo estimula los linfocitos y células plasmáticas de la médula para producir anticuerpos contra aquellas. Si perseveran mucho tiempo, las células de la médula proliferan y se tornan cancerosas, (ya sea en un mieloma o linfoma), por esto la infección crónica de la amiba es una causa muy importante de cáncer.

En esta terapia se recomienda permanecer en reposo y refrescarse con agua, no con hielo.

Plantas medicinales

AJO

Alliumsativum

Cultivo:

Pertenece a la familia de los tubérculos y está relacionado con la cebolla. Sus hojas son verdes, planas, de filos lisos y suaves, con flores blancas o teñidas de rosa.

Los bulbos se desentierran cuando las hojas empiezan a marchitarse en septiembre y se almacenan en sitio fresco y seco, bien soleado y protegido del viento, aunque una vez cortados hay que mantenerlos a la sombra. Se planta en primavera.

Originario de Asia central, se usa en toda Europa, en la India y en China, aunque todavía existen muchos prejuicios contra él. Hay que consumirlo con su piel, duros, bien secos y con el color blanco. Su carne debe ser jugosa, de olor intenso pero agradable.

Composición:

Aceite esencial con disulfuro de alilo, alina, alisina, vitaminas A, C y nicotinamida.

También hierro, fósforo, calcio, proteínas y carbohidratos.

Propiedades:

Sus propiedades terapéuticas son muchas y muy importantes y abarcan desde la arteriosclerosis, los zumbidos de oído, la hipertensión y la expulsión de parásitos intestinales. Tiene un potente efecto antibiótico, es sudorífico, energético y en la antigüedad se empleaba con éxito para tratar las mordeduras de serpientes, de escorpiones y las picaduras de los mosquitos.

Se le han encontrado efectos curativos, además, en las fiebres tifoideas, asma, bronquitis y diabetes.

Para que sea eficaz hay que ingerirlo crudo, aunque si el efecto sobre el aliento es muy intenso se puede atenuar con algo de perejil. De todas maneras, en el comercio existen cápsulas de ajo pulverizado o solamente a base del aceite, las cuales se absorben en el intestino y apenas se nota en el aliento.

Localmente se emplea para curar la piorrea, fortalecer las encías y los dientes, pero es obligado masticarlo o, en su defecto, comer tostadas de pan con ajo, tomate, aceite y perejil.

Se le han reconocido también importantes efectos antirreumáticos, aunque hay que tomarlo bastante tiempo ya que su utilidad es como curativo, no como antiinflamatorio. Actúa también como un eficaz fluidificante de la sangre.

ANAMU

PetiveriaAlliacea

Botánica:

Conocida también como *Mapurito*, se trata de una planta que crece en la selva amazónica.

Composición:

Taninos, azúcares, saponinas, calcio, azufre e Interferón.

Partes utilizadas:

Toda la planta

Usos medicinales:

Enfermedades víricas y tumorales. Acción bactericida contra gérmenes Gram-positivos y Gram-negativos. Se emplea en los procesos cancerosos, óseos, musculares, nerviosos y endocrinos afectados por bacterias patógenas o virus. Especialmente importante es su empleo en la artritis reumatoide y la hiperplasia endotelial.

Otros usos:

Como analgésico en artritis, en el Parkinson, los tics nerviosos y las parálisis.

La tradición le confiere utilidad como: analgésico, antihelmíntico (parásitos), antibacteriano, antihongos, antipirético, antiespasmódico, antirreumático, diurético, emenagogo, sedante y sudorífico.

Toxicidad:

No administrar a embarazadas por el riesgo de aborto.

CÚRCUMA

Curcuma longa

Botánica:

Planta vivaz de la familia de las Cingiberáceas. Suele alcanzar un metro de altura, tiene 5 o 10 hojas de pecíolo largo, flores blancas o amarillas y un gran rizoma.

Composición:

Principio amargo, resina, almidón y ácidos orgánicos.

Partes utilizadas:

Las raíces y hojas.

Usos medicinales:

Se emplea como tónico estomacal pues estimula la producción de jugos gástricos, siendo adecuado para abrir el apetito y en la hipoclorhidria. Es colagoga, carminativa y reduce el colesterol. Es un potente antiinflamatorio y antioxidante.

Otros usos:

Forma parte de la salsa curry, mezclada con coriandro, jengibre, comino, nuez moscada y clavo.

HARPAGOFITO (Garra del diablo)

Harpagophytumprocumbens

Botánica:

Pertenece a las Pedaliáceas. Se trata de un fruto ramoso y leñoso equipado con barbas que parecen una garra, el cual crece en terrenos arenosos y arcillosos, junto a los caminos. Los brotes salen de la raíz primaria y yacen sobre el suelo. Se cultiva industrialmente en países africanos en terrenos muy profundos de suelo arenoso y arcilloso, generalmente cerca de los caminos que bordean lugares húmedos.

Los brotes salen de una raíz tuberosa primaria de hasta 150 cm de largo que se arrastra por el suelo. Sus hojas son pecioladas, erectas y lobuladas, mientras que de las axilas crecen flores de un color púrpura intenso similares a las del Digital. A lo largo de los bordes de las raíces existen unas protuberancias que se enganchan a las patas de los animales y gracias a ello se diseminan sin problemas.

En las raíces secundarias es donde se encuentran la mayor cantidad de principios medicinales activos, pero se haya al menos a 60 cm de profundidad y en ocasiones pueden llegar al metro.

Recolección:

Se recolectan las yemas y las raíces superficiales.

Partes utilizadas:

Yemas y raíces

Composición:

Procúmbico, harpagoquinona, harpagósido, harpágido, flavonoides, esteroles, estaquiosa y ácidos triterpénicos.

Usos medicinales:

Antiinflamatorio. Es el remedio natural más empleado en las afecciones reumáticas, superando en la mayoría de los casos a los compuestos químicos. Su ausencia de efectos secundarios y el hecho de que la curación llegue por la regeneración y no por el efecto analgésico, le hacen ser un antirreumático de primer orden.

Tiene efectos analgésicos moderados y es eficaz en artrosis, artritis y gota. No solamente se tolera bien a nivel gástrico, sino que ejerce un efecto favorable en las afecciones gastrointestinales.

Otros usos:

Mejora las neuralgias, la prostatitis, el adenoma de próstata y el exceso de colesterol. También en litiasis renal.

Toxicidad:

Aunque no tiene toxicidad no administrar en el embarazo.

JENGIBRE

Zingiberofficinale

Botánica:

Se trata de una planta que crece abundante en el Caribe, África occidental y Extremo oriente.

Recolección:

Debe cultivarse solamente en países tropicales

Partes utilizadas:

Se emplea la raíz

Composición:

El aroma es debido a una esencia que contiene los terpenos siguientes: cineol, felandreno, citral y borneol. El gusto acre y ardiente proviene de los fenoles siguientes; gingerol, shogaol y zingerona.

Usos medicinales:

Alivia las náuseas y los mareos producidos por los viajes, también los vómitos matutinos de embarazada, y aquellos que son ocasionados por intolerancias medicamentosas. Es antiespasmódico, mejora la digestión de las grasas, y se emplean en las enfermedades producidas por frío, pues genera calor interno. Se le atribuyen propiedades para estimular las defensas, como antiinflamatorio y para reducir el colesterol y la hipertensión.

El jengibre inhibe la formación de compuestos inflamatorios además de poseer propiedades antiinflamatorias directas. También actúa como antioxidante. En un estudio llevado a cabo con un grupo de siete pacientes que no habían recibido alivio con medicamentos convencionales se encontró que todos informaron una mejoría sustancial con diversas formulaciones de jengibre. En otro estudio en el que participaron 28 pacientes de artritis reumatoidea se encontró que el 75 por ciento de estos informaron alivio en el dolor o la hinchazón.

Una dosis que puede emplearse es entre dos y cuatro cucharaditas de jengibre molido en polvo. Una forma de consumirlo es espolvoreándolo sobre jugos de frutas o vegetales frescos. Compre pequeñas cantidades, ya que con el tiempo va perdiendo su potencia. Guárdelo en un recipiente sellado y en un lugar fresco y oscuro, para evitar la pérdida de sabor.

Otros usos:

Previene la formación de coágulos en la patología arterial. Para aliviar dolores de garganta, chupar un trozo de jengibre.

Externamente se emplea su aceite para sabañones, enfriamientos renales y enfermedades reumáticas e inflamatorias, especialmente aquellas que son afectadas por el frío.

Toxicidad:

Estimula la menstruación, por lo que no debe ser empleado durante el embarazo. Puede ocasionar, igualmente, acidez estomacal.

ÑAME SILVESTRE

Dioscoreavillosa

Botánica:

Planta herbácea de la familia de las dioscóreas, con tallos endebles, hojas grandes, flores pequeñas y verdosas en espigas, y raíz tuberculosa, de corteza casi negra y carne parecida a la de la batata, que cocida o asada se consume habitualmente en los países intertropicales.

Parte utilizada:

El rizoma después de un año

Composición:

Hasta los años 70 se empleó por su alto contenido en diosgenina.

Usos medicinales:

Antiespasmódico y antiinflamatorio. En la patología del aparato digestivo, como espasmos, vómitos, cólicos, hipo, diverticulitis y cólicos biliares. También en la sequedad vaginal de la menopausia, la artritis reumatoide y la dismenorrea. Tiene efectos afrodisiacos en el varón.

El Ñame posee precursores de la pregnenolona, a su vez precursora de las progesteronas y de la DHEA (dehidroepiandrosterona), la hormona principal de la corteza suprarrenal. La hormona DHEA está siendo considerada por investigadores de todo el mundo como el descubrimiento más importante para la salud y la longevidad. Se han publicado miles de experiencias e investigaciones con la DHEA, en las que se mencionan sus muchos beneficios. Normalmente, la DHEA alcanza su máxima concentración en sangre a los 20 años, y desde ese momento comienza a disminuir lentamente a lo largo de la vida, lo que parece ser ocasiona varias enfermedades por el envejecimiento.

La utilización frecuente del extracto de Ñame salvaje parece aportar una nueva juventud y fortaleza a quienes lo emplean.

Otros usos:

Se emplea frecuentemente como sustituto natural de las hormonas femeninas, pues posee componentes similares a la progesterona. Ayuda a disminuir la fertilidad. También parece ser eficaz en los ovarios poliquísticos.

ONAGRA

Oenotherabiennis

Botánica:

Planta herbácea, vivaz, de hojas dentadas ovaladas de color verde. Genera flores solitarias o agrupadas en umbela con corola tubular amarilla difuminada en blanco y compuesta de cinco pétalos que en la parte superior son de color amarillo claro y alguna vez violáceo.

Recolección:

Cuando las semillas estén maduras

Partes utilizadas:

De esta planta se emplean principalmente las semillas.

Composición:

Ácidos grasos esenciales.

Usos medicinales:

Factor decisivo en el metabolismo de las prostaglandinas y en la formación de la piel. Tiene una importancia alta en la regulación de la síntesis de las prostaglandinas, así como en la alergia y las defensas orgánicas. Eficaz en la dismenorrea, esclerosis múltiple, envejecimiento cutáneo y artritis. Detiene los procesos inflamatorios.

Dermatitis, tanto de contacto como alérgica. Así mismo, se puede aplicar en la fiebre del heno, asma, alergias diversas y migrañas inespecíficas. En el eczema del lactante el efecto local del aceite de onagra es muy eficaz.

Fibrosis cística y problemas en la absorción de grasas de los niños.

Niños hiperactivos y con problemas de adaptación escolar.

Alteraciones cutáneas como el acné, la caspa, piel seca, caída del cabello, ojos secos, uñas quebradizas y arrugas.

En general, en los trastornos de naturaleza inflamatoria e incluso frialdad en las extremidades.

Esclerosis múltiple, siendo esta la primera enfermedad en la cual se experimentó con éxito el aceite de onagra y que dio origen a un libro que escribió una mujer que se curó con él. Según este libro, el 65% de las personas afectadas y tratadas con onagra encontraron mejoría sensible en el movimiento, funcionamiento correcto de la vejiga urinaria, reducción de los espasmos, recuperación del peso, capacidad de andar y mejor visión. En base a estos éxitos se emplea también en la ataxia de Friedreich.

Otros investigadores hablan de los buenos efectos en la esquizofrenia, las alteraciones paranoicas y comportamientos hipocondríacos. Según parece la mejoría es notoria después de un mes de tratamiento, sobre todo en los casos de agresividad. Después de cinco meses el comportamiento se estabiliza bastante y su reinserción social es posible.

También en alcoholismo, drogadicción en las crisis de abstinencias y las resacas etílicas. Reduce los temblores un 50%, la hiperexcitabilidad y las convulsiones.

Se emplea en niños hiperactivos.

Hay que tomarla unida a la vitamina E por su facilidad para oxidarse. También se pueden emplear las raíces, flores y hojas, pues estas dos últimas igualmente contienen los preciados aceites esenciales. Poseen propiedades tónicas del sistema nervioso, son antiespasmódicas y calmantes.

Para final, hay que mencionar algunas de las enfermedades en las cuales se experimenta la onagra: retinopatías diabéticas, parkinsonismo, diarrea crónica, infertilidad, hepatopatías, depresión y anorexia nerviosa, demencia senil, cirrosis, mastalgias, diabetes, esclerodermia y como rejuvenecedor cutáneo.

Toxicidad:

No tiene toxicidad.

ULMARIA

Filipendula ulmaria

Botánica:

Planta herbácea de la familia de las Rosáceas, con hojas pecioladas, ovales, flores pequeñas y blancas. Se encuentra en zonas húmedas y a lo largo de los ríos. Se la conoce como Reina de los prados.

Recolección:

Las flores se recogen en primavera.

Partes utilizadas:

Se emplean las flores y hojas.

Composición:

Salicitato de metilo, flavonoides, ácido salicílico y gaulterina.

Usos medicinales:

Se emplea en el reumatismo, los cálculos renales y como analgésico. Es diurético, antiácido, astringente, depurativo, y antipirético, actuando, además, como anticoagulante en la prevención de la trombosis. Es eficaz en los exantemas acneiformes, inflamaciones de la pleura y como sudorífera.

Otros usos:

En la antigüedad se utilizaba contra la malaria y como ambientadora de hogares. Se la considera la aspirina vegetal.

Es adecuada para la hernia de hiato.

Toxicidad:

Su grado de toxicidad es bajo. No administrar en presencia de úlceras o hemorragias.

UÑA DE GATO

Uncaria tomentosa

Botánica:

Liana gigantesca que crece en selvas húmedas de Perú y que enredada en los árboles puede subir hasta los 20 metros. Tiene tallos espinosos que adoptan una forma similar a las uñas de los gatos.

Composición:

Isopteropodina, taninos catéquicos, polifenoles, mitrafilina, hirsutina e Isopteropodina-Aloisomérica.

Usos medicinales:

Inflamaciones en general, artritis, cistitis, úlceras gástricas. Infecciones víricas, enfermedades autoinmunes. Se le reconocen, especialmente, importantes acciones sobre el sistema inmunitario y en el aumento de los leucocitos. Los últimos estudios demuestran efectos benéficos en la mitosis celular y retrasa o impide la implantación de células tumorales.

Otros usos:

Cáncer, especialmente en presencia o riesgo de metástasis.

Herpes, envejecimiento. Se le han encontrado efectos intensos en la mejora del Alzheimer, especialmente unida al Ginkgo Biloba y al Romero.

Toxicidad:

Puede ocasionar trastornos digestivos. No emplear durante el embarazo o la lactancia por la presencia de alcaloides.

Nutrientes

CONDROITINA

Sulfato de condroitina

La condroitina (sulfato de condroitina) pertenece a una clase de moléculas muy grandes llamadas glucosaminoglicanos, los componentes estructurales clave en la formación del cartílago. El sulfato de condroitina se fabrica a partir de fuentes naturales, tales como el cartílago de bovinos y tiburón. En los humanos, el sulfato de condroitina es uno de los constituyentes principales del cartílago y brinda soporte estructural para las articulaciones.

Un estudio de seis meses controlado por placebo que evaluó los efectos de 800 mg de sulfato de condroitina sobre las articulaciones de la rodilla, demostró una diferencia significativa desde el punto de vista estadístico y favoreció al sulfato de condroitina en todos los parámetros evaluados, incluyendo la salud de las articulaciones y el tiempo de caminata.

Otro estudio controlado por placebo demostró que los sujetos que consumieron 1 gramo por día de sulfato de condroitina, mejoraron considerablemente la salud de las articulaciones en general cuando fue comparado con el placebo.

Beneficios:

Brinda respaldo estructural para los cartílagos y las articulaciones

Lubrica y suaviza las articulaciones

GLUCOSAMINA

Sulfato de condroitina

La glucosamina (sulfato de glucosamina) es uno de los tres principales componentes estructurales que se encuentran en los productos más populares que ofrecen respaldo a las articulaciones y es el suplemento ideal para la salud de las articulaciones y los cartílagos. Funciona como lubricante a fin de aportar soporte nutricional a articulaciones sanas para tener mayor comodidad de movimiento, sirviendo igualmente para ayudar a la movilidad y la flexibilidad, al mejorar la amplitud de movimiento.

Es un componente estructural clave en los cartílagos, que nutre y revitaliza los componentes celulares en el interior de las articulaciones. Se extrae del caparazón de los camarones, la langosta y el cangrejo, y también de fuentes no animales.

Un estudio clínico demostró que las personas que tomaron sulfato de glucosamina después de dos semanas mejoraron significativamente la salud general de las articulaciones. Además, tuvieron calificaciones más altas en la escala de salud y en una escala libre de movilidad la glucosamina demostró ser efectiva para la salud general de las articulaciones.

Otro estudio de tres años sobre los efectos del sulfato de glucosamina (212 sujetos que tomaron 1.500 mg por día) demostró que el sulfato de glucosamina mantuvo los cartílagos de las rodillas saludables. Además, la glucosamina mejoró significativamente la salud de las articulaciones y la amplitud de movilidad comparada con el placebo.

Beneficios:

Ideal para la salud de las articulaciones y los cartílagos

Nutre y revitaliza los componentes celulares del interior de las articulaciones.

Funciona como lubricante para mejorar la salud de las articulaciones.

Contribuye a la movilidad y la flexibilidad al estimular mayor amplitud de movimientos.

MEJILLÓN DE LABIO VERDE

Perna Canaliculus

Este producto está elaborado a partir del extracto de un molusco denominado Mejillón de labio verde o Perna canaliculus, el cual vive en forma salvaje, sin cultivar, en aguas limpias de Nueva Zelanda. Durante muchos siglos ha sido base esencial en la alimentación de los nativos maoríes, una raza autóctona de la región, ya que su gran riqueza en proteínas y su fácil recolección le hace un alimento extraordinario.

Pero junto a sus propiedades nutritivas se descubrieron otras virtudes incluso más importantes, especialmente su efecto antiinflamatorio. El investigador oceanógrafo John E. Croft escribió un libro dedicado enteramente a divulgar las propiedades curativas y nutritivas de este insólito molusco y unos laboratorios se hicieron eco de sus investigaciones, comercializándolo en forma de cápsulas.

Su gran difusión mundial (no hay que olvidar que junto a su efecto antiinflamatorio se le une su buena tolerancia gástrica), ha motivado que en la actualidad se cultive masivamente en granjas marinas especiales, libres de contaminación, en donde no solamente se estimula adecuadamente su crecimiento, sino que se le recolecta cuando ha alcanzado la madurez necesaria.

La parte activa del Perna Canalículus son sus gónadas, las cuales se separan del resto de la carne y se elabora un extracto siguiendo una técnica aún no divulgada, con el fin de que conserve todas sus buenas propiedades.

Composición:

Básicamente es un alimento proteico (hay un 60% del peso total en proteínas).

Aplicaciones:

Como antiinflamatorio y regenerador articular se puede emplear en artritis, artrosis y dolencias reumáticas.

No tiene efecto analgésico, por lo que de notar mejoría se deberá a su efecto curativo, aunque éste no tiene por qué forzosamente manifestarse en la primera toma,

MSM

Metilsulfonilmetano

El MSM es una fuente natural de azufre, un mineral que es esencial para la formación del colágeno, del tejido conectivo, y de los cartílagos de las articulaciones saludables. El MSM, que contribuye de manera importante al mantenimiento de las articulaciones y los cartílagos, suministra ingredientes vitales que ayudan a los componentes celulares en sus articulaciones. Además de sus efectos beneficiosos en las articulaciones, el MSM puede funcionar como antioxidante tanto en los componentes solubles en grasa como en agua del cuerpo.

Beneficios:

Es vital en la formación del colágeno, del tejido conectivo y de los cartílagos de las articulaciones.

Ayuda a los componentes celulares de las articulaciones.

NOTA: Las combinaciones de glucosamina, condroitina y MSM cuando son usados en las dosis apropiadas, deben ser parte de un programa para mantener las articulaciones saludables.

BROMELINA

O bromelaína, es una mezcla de enzimas que se encuentran en la piña y que poseen propiedades antiinflamatorias. Existe evidencia de que puede ayudar a reducir la inflamación en pacientes de artritis reumatoidea. Se cree que la acción antiinflamatoria de la bromelaina se debe a la inhibición de los elementos inflamatorios y a la activación de compuestos que descomponen la fibrina, una proteína que promueve la respuesta inflamatoria. La bromelina también inhibe la producción de varios compuestos producidos durante la inflamación que aumentan la hinchazón y causan dolor.

Si ingiere piña procure que sea fresca, ya que al congelarla o envasarla se destruyen, al menos en parte, las enzimas benéficas.

Otros

COBRE

Un estudio a doble ciego mostró los beneficios significativos empleando una dosis de 4-10 mg/día.

Se aplica en:

Alta velocidad de sedimentación.

Infecciones en general o baja resistencia. También como preventivo en los meses invernales.

Procesos reumáticos inflamatorios.

Enfermedades de los cartílagos o tendones.

Dado que se absorbe a través de la piel sudada, es útil utilizar pulseras de cobre para combatir enfermedades reumáticas crónicas.

Calvicie prematura, canas.

Vitíligo, psoriasis y piel pálida.

Disfunciones glandulares del tiroides y suprarrenales.

Infecciones de cualquier tipo. Permite acortar la enfermedad y reducir la dosis de antibióticos.

Leucemia y estados cancerosos.

Osteoporosis, artrosis cervical.

Quemaduras y úlceras por decúbito.

En presencia de gripe si se administra prematuramente se corta la enfermedad en 48 horas.

VITAMINA K

Metabolismo óseo: la vitamina K2 participa en el metabolismo del hueso ya que una proteína ósea, llamada osteocalcina, requiere de la vitamina K para su maduración. Es decir, promueve la formación ósea en nuestro organismo. Existen estudios que sugieren que la vitamina K ayudaría a aumentar la densidad ósea y evitaría fracturas en personas con osteoporosis. De todos modos, se requieren más investigaciones aún para confirmar el papel de la vitamina K en relación a la prevención y tratamiento de la osteoporosis.

Vitamina K2: 100 mg tres veces por día reducen la inflamación.

BETAÍNA

Betaína (HCl) con pepsina: muchos pacientes afectados de AR están bajos en este componente digestivo. Se emplearán 2 píldoras con las comidas ligeras, 4 con las comidas mayores.

La betaína se usa para tratar la homocisteinuria (una enfermedad hereditaria en la que el cuerpo no puede degradar una cierta proteína, lo cual genera una acumulación de homocisteína en la sangre). La elevación de las concentraciones de homocisteína en la sangre puede ocasionar síntomas como cansancio extremo, convulsiones, dislocación del cristalino del ojo, estructura anormal de los huesos, osteoporosis (huesos débiles), formación de coágulos, pérdida de peso, artritis o disminución del ritmo de aumento de peso y atraso del desarrollo en los niños.

SELENIO

Se emplea en:

Envejecimiento prematuro, en unión a las vitaminas A, C y E.

Enfermedades articulares, unido al cobre.

Para prevenir las intoxicaciones por prótesis dentarias metálicas.

Evitar la pérdida de la fuerza muscular.

Enfermedades cardiovasculares, asociado a la vitamina E.

Distrofias musculares progresivas o traumáticas, asociado a la vitamina E.

Arteriosclerosis, hipertensión arterial o riesgo de ateromas.

Caída de cabello, junto a vitamina B, cinc y silicio.

Cirrosis hepáticas,

Como preventivo del cáncer o en una fase precoz.

Prostatitis y adenoma de próstata, unido al cinc.

Dermatitis o tumores de piel.

Enfermedades que cursan con procesos inflamatorios.

Infertilidad masculina en unión al cinc.

Intoxicaciones por metales pesados.

Poca elasticidad de músculos y tendones.

Como preventivo de la muerte súbita infantil.

Cataratas incipientes.

Fibrosis cística

Épocas de fuerte entrenamiento deportivo.

Como corrector de los efectos secundarios de los rayos X y las radiaciones ultravioletas.

Intoxicaciones medicamentosas, alcohólicas o por drogas.

ÁCIDO PANTOTÉNICO (VITAMINA B5)

Esta vitamina del grupo B suele estar deficitaria en los pacientes de artritis reumatoidea. También se ha encontrado que mientras más altos son estos niveles, menor es la severidad de la artritis reumatoidea y por el contrario, mientras más bajos, mayor es la severidad de la enfermedad. En un experimento publicado en 1980 se encontró que los pacientes que consumieron dos gramos diarios de vitamina B5 en forma de pantotenato de calcio, informaron sentir mejoría en la rigidez matutina, el grado de discapacidad, y el nivel de dolor.

Sin embargo, **no se recomienda ingerir suplementos de hierro** o multivitaminas que contengan hierro, pues se sospecha que el hierro puede promover la destrucción de las articulaciones, aumentando el dolor y la hinchazón.

Alimentos

Las alergias a determinados alimentos juegan a menudo un papel importante en la artritis reumatoide. La investigación ha mostrado que comiendo muchas grasas saturadas y leche de vaca puede empeorar la enfermedad y, sin embargo, comiendo alimentos ricos en grasas insaturadas mejoran los síntomas.

ALIMENTOS AZUFRADOS

Al igual que el ajo, la cebolla contiene compuestos a base de azufre que ayudan en el proceso de reparación de los huesos, cartílagos y el tejido conectivo. El huevo y los espárragos también contienen buenas cantidades de este tipo de compuesto. Dos estudios basados en datos clínicos que fueron publicados, indican que las inyecciones a base de azufre pueden mejorar el dolor y la hinchazón en pacientes de artritis. Se especula que aumentar el contenido de azufre de nuestro cuerpo a través del consumo de alimentos ricos en azufre, puede tener un efecto similar.

PATATAS

Composición:

Proteínas 2%, grasas 0,1%, carbohidratos 20%, celulosa 0,4%, vitaminas A, B, C y PP.

Aportan 90 calorías por 100 gr así como algo de calcio y potasio.

Propiedades:

El zumo de la patata cruda es un excelente remedio para curar las úlceras gastroduodenales. Está también recomendado en las enfermedades hepáticas, para curar la acidez de estómago, en la artritis, la gota y para mejorar la función renal.

Se le han reconocido propiedades para mejorar las enfermedades circulatorias (hipertensión) y las acumulaciones de líquidos en órganos y tejidos.

Es suficiente una cucharada del zumo fresco al día en ayunas.

LINO

Linumusitatissimum

Composición:

Contiene abundancia de mucílagos que se hidrolizan en ácido galacturónico, ácidos grasos, ácido oleico, linoleico y linolénico y algo de heterósidos cianogénico. También galactosa y linamarina.

Usos medicinales:

Sus semillas son esencialmente laxantes y emolientes. Es de destacar la gran cantidad de ácidos grasos poliinsaturados que contiene. Su utilidad más extendida es como laxante, de efecto suave y no irritante, y aunque se manifiesta poco a poco tiene un efecto más eficaz que cualquier planta medicinal. También es útil para inflamaciones de vías respiratorias, digestivas y urinarias y para hacer gargarismos. Mejora las úlceras pépticas, alivia las hemorroides y es el remedio ideal para el estreñimiento de niños y embarazadas. Externamente se aprovechan sus cualidades emolientes para el tratamiento de las enfermedades de la piel que cursan con inflamación, como el herpes y el eczema, así como para contusiones.

Otros usos:

Cuando empleemos harina para cataplasmas hay que procurar que sea fresca, ya que se enrancia con facilidad. Las infusiones no se pueden guardar y hay que consumirlas en el momento. También son bien conocidos los delicados tejidos que se fabrican con sus tallos, especialmente para elaborar toallas y paños de cocina por su propiedad de absorber gran cantidad de agua.

El aceite de linaza se aplica externamente en bronquitis y neumonías.

En la artritis reumatoide se emplea el aceite de semilla de lino: 2 cucharas diariamente.

Dieta

Para curar la artritis reumatoidea con una dieta, es importante empezar a comer más frutas, verduras, legumbres y cereales integrales. En cambio, entre los alimentos que hay que suprimir están aquellos que han sido preparados con harina de trigo, es decir, las pastas, el pan, galletas, etc. El trigo es un alimento que puede perjudicar el sistema inmunológico.

La leche también es otro alimento perjudicial en la artritis reumatoide y apenas sirve como aporte de calcio biodisponible. En el proceso de pasteurización, el calcio se transforma, impidiendo que el cuerpo humano pueda asimilarlo y llevarlo a los huesos. En cambio, ese calcio se acumula en las articulaciones, provocando inflamación y dolor.

Es importante consumir frutas y verduras, y entre estas, las más importantes son las que contienen vitamina A y C. Estas vitaminas permiten una buena salud de las articulaciones, y además, la vitamina C es antiinflamatoria y antioxidante. Entre los alimentos que contienen vitamina A, están el brócoli, la zanahoria, la batata, el mango, el melón, entre otros. Y aquellos que contienen vitamina C son la naranja, la guayaba, el kiwi, el limón, la lechuga, el tomate, col de Bruselas, acelga, entre otros.

También

HONGO MAITAKE: Conocidos desde hace mucho tiempo por estimular el funcionamiento de los linfocitos T del sistema inmunitario, posee efectos moduladores del sistema inmune, y un buen potencial antivirus y antitumoral.

HONGO SHIITAKE: El Shiitake contiene proteínas, grasas, carbohidratos, fibra soluble, vitaminas y minerales. Además, el componente clave del shiitake, que se encuentra en el cuerpo fructífero, es un polisacárido llamado lentinan. Se ha demostrado que el lentinan estimula los linfocitos T, potenciando la función del sistema inmune, lo que le convierte en un tratamiento de apoyo potencial para las personas con cáncer.

HONGO CORDYCEPS

Se trata de un hongo que vive en ciertas orugas en las regiones de alta montaña de China. Se emplea para tratar la tos, la bronquitis crónica, los trastornos respiratorios y renales trastornos, la micción nocturna, los problemas sexuales masculinos, la anemia y la arritmia, corregir el colesterol alto y mejorar los trastornos hepáticos. Alivia los mareos, la debilidad, el zumbido en los oídos, el aumento de peso, y la adicción a las drogas.

También se usa para fortalecer el sistema inmunológico, mejorar el rendimiento deportivo, la reducción de los efectos del envejecimiento, la promoción de una vida más larga, y la mejora de la función hepática en las personas con hepatitis B.

Algunas personas usan cordyceps como un estimulante, tónico, y un "adaptógeno", para aumentar la energía, mejorar la resistencia y reducir la fatiga.

El Cordyceps puede mejorar la inmunidad mediante la estimulación de células y los productos químicos específicos en el sistema inmune. También puede tener actividad contra las células cancerosas y puede reducir el tamaño del tumor, en particular con los cánceres de pulmón o de la piel.

Es un potente antioxidante que protege los genes promoviendo la reparación del DNA. Los estudios han demostrado que puede ayudar al cuerpo a suprimir células tumorosas y reducir su proliferación. Cordyceps aumenta la actividad de las células T y S, que destruyen los invasores del cuerpo.

HEXOFOSFATO DE INOSITOL (IP6)

Combate el cáncer al estimular la actividad de las células asesinas naturales. Estas son células del sistema inmunológico que pueden destruir a las células tumorales, así como ayudar en la lucha de nuestro cuerpo contra una gran variedad de enfermedades infecciosas.

Algunos estudios sugieren que altas dosis de inositol podrían ser útiles para la depresión, para el trastorno bipolar, el trastorno de pánico, la bulimia, y el trastorno obsesivo-compulsivo.

Otros posibles usos incluyen la enfermedad de Alzheimer y el trastorno por déficit de atención. El inositol es algunas veces propuesto como un tratamiento para la neuropatía diabética.

BETA GLUCANOS

Un importante estimulador de células inmunitarias que activa la "advertencia" leucocitaria. El Arabinogalactano estimula la actividad de las células asesinas y de los macrófagos e incrementa la producción de los nutrientes esenciales para los organismos benéficos del tracto gastrointestinal. Estos nutrientes, principalmente el butirato y el propionato, decrecen por la generación y absorción de amoníaco, un componente tóxico. El arabinogalactano ayuda a incrementar la flora de dos tipos de bacterias benéficas: bífidobacterias y lactobacilos.

BETA SITOSTEROL

Un fitosterol que ha demostrado ayudar a activar la respuesta del sistema inmunitario. Se trata de un compuesto químico presente en los fármacos del tipo de fitoesteroles, empleado para los pacientes que tienen adenoma de próstata con síntomas.

HOMEOPATÍA

CIMICIFUGA 9CH

ActaeaRacemosa

Síntomas psicológicos

Sensación como si una nube, espesa, pesada y negra estuviera encima, envolviendo su cabeza, de modo que todo es oscuro y confuso, triste, especialmente durante la menopausia, la menstruación, el embarazo, parto y puerperio. Puede haber pena e incluso pensar en el suicidio como escape contundente.

Hay miedo a los pensamientos incoherentes, a la enfermedad mental, al daño inminente. Miedo a la soledad, a que le hagan daño. Hablan incesantemente, de un modo incoherente y confuso, pasando de un tema a otro sin cesar. Al contrario, en ocasiones se encierran en un mutismo incomprensible. Paradójicamente, cuando hay dolor físico, mejoran los problemas emocionales.

Desconfiando injustificadamente de todo, hasta de los medicamentos, olvidan los deberes y no pueden encontrar la palabra adecuada, al hablar.

Síntomas generales

Sensación de malestar por las radiaciones electromagnéticas, con sensibilidad extrema al ruido y la contaminación ambiental.

Dolores como shocks eléctricos o calambroides, o agudos, lancinantes. Afecta los nervios, sobre todo de los músculos. Lateralidad izquierda.

Empeora

Durante la menstruación (cuanto más profusa es, mayor es el sufrimiento), con espasmos histéricos o epilépticos, reflejos de afecciones uterinas. Excesivo dolorimiento muscular después de bailar o de cualquier esfuerzo muscular violento. Por frío húmedo; aire frío; de noche y de mañana; sentado; por alcohol.

Mejora

Por el calor; comiendo; en reposo; al aire libre; por la presión; por el movimiento suave y continuado

BRYONIA ALBA 5CH

Nueza dioica

Patogenesia

Produce una gran sequedad a nivel general, incluido el aparato digestivo, lo que genera una intensa sed. Los trastornos pueden llegar a afectar al tejido pleural, el peritoneo, el tejido cardiaco y las bolsas sinoviales.

Características de la enfermedad

Normalmente se declara en individuos atléticos, agresivos, de tez morena y que toleran mal el calor.

Los síntomas empeoran con el movimiento y hasta con el roce, con dolores agudos, punzantes y que se agudizan con el calor. Hay una gran sed y necesidad imperiosa de beber, mejorando la enfermedad con el reposo, el frío y el sudor. También existe malhumor, cefaleas, tos irritativa seca, gusto amargo, lengua saburral, opresión en el estómago con sensación de tener un objeto duro, dolores costales, meteorismo y sensación de calor en las articulaciones.

Aplicaciones

Se empleará en cualquier estado patológico que produzca sed intensa, fiebres intermitentes y que se agrave con el movimiento, especialmente en la artritis reumatoide, las cefaleas frontales, las articulaciones doloridas, las punzadas de costado, las pleuritis y pleuresías, así como las afecciones del aparato respiratorio que impliquen tos seca dolorosa y dolores en el esternón.

También es útil en los problemas digestivos que cursan con fiebre, náuseas, vómitos y diarreas, si se agravan con el movimiento y mejoran con el reposo. Igualmente en las afecciones hepáticas, dolores punzantes en el esternón y tórax, inflamaciones pleurales y tos gripal.

En las mujeres es de gran ayuda en las mastitis y los senos dolorosos a la presión.

Otras aplicaciones

Dolores de cabeza que abarcan desde la frente a la parte posterior y que comienza por la mañana. Suele mejorar al cerrar los ojos y con la quietud, aunque el rostro puede enrojecerse y el cabello estar sensible al tacto. En los ojos llorosos, la tos seca que acaba en vómitos, las punzadas en el pecho y síntomas similares a la gripe.

En el sabor amargo, lengua blanca, vómitos de bilis, abdomen hinchado y aversión a la carne. Dolor abdominal intenso, ardiente, punzante en la pared torácica y el esternón que no soporta la presión y puede alternarse el estreñimiento con la diarrea.

En resumen

Enfermedades que mejoran con el reposo, el silencio y al aire libre, y se desarrollan después de un enfriamiento.

MEDIDAS FÍSICAS

En ocasiones se hace necesario cambiar de profesión, si ello genera estrés o mucha actividad física.

Dormir una media de 8 a 10 horas diarias y, si es necesario, descansar a lo largo del día para no estar mucho tiempo de pie.

Evitar actividades que necesiten de movimientos repetitivos.

No mantener el cuello y la espalda doblados durante períodos prolongados.

Usar zapatos adecuados evitando los tacones altos y la puntera afilada.

La articulación inflamada debe mantenerse en reposo, aunque se pueden realizar contracciones musculares isométricas que favorezcan el tono y eviten la atrofia.

También son imprescindibles los ejercicios de estiramiento realizados con ayuda.

Tomar un baño de agua caliente antes de hacer los ejercicios o al comenzar el día, facilita la movilidad y disminuye la rigidez articular.

La Dieta Básica

La dieta de la artritis debe consistir en alimentos sencillos como las semillas germinadas, los extractos de verduras frescos con hojas de trigo o de cebada y remolacha, también las ensaladas de verduras en cantidades crecientes. Se aconsejan las lentejas y el arroz integral, y también las verduras al vapor, sobre todo las cebollas, los frijoles verdes, y la remolacha. Siempre se deben incluir alimentos crudos en las comidas para evitar destruir las enzimas con el calor. Otras comidas útiles son el aguacate, las almendras, el apio, los cacahuetes, el aceite del cacahuete y el aceite de oliva virgen.

Cuando se sospeche alergia a las comidas debe aplicarse la prueba del pulso. Esta se basa en la respuesta de la adrenalina ante los alimentos nocivos que se percibe con un aumento de la frecuencia cardiaca.

Hay que evitar las carnes, los productos lácteos, los productos del trigo, inicialmente también otros alimentos ricos en gluten como el centeno, la cebada y la avena; los endulzantes, la carne roja, los fritos y embutidos, la margarina u otra comida con conservantes, colorantes u otros agentes químicos. Evitar el alcohol y el tabaco, teniendo cuidado con el café y el té. Evitar el agua clorada y las pastas de dientes con flúor.

Es importante tomar sólo comidas pequeñas y masticar muy bien.

Los ayunos son de gran importancia. La frecuencia, duración y restricciones de comida, serán seleccionadas según la severidad de la enfermedad y la sensibilidad del cuerpo.

Como promedio, ayune un día a la semana hasta lograr una mejoría aceptable. Los individuos sensibles deben consumir jugos de verduras frescos, semillas germinadas y ensaladas de verduras, sólo sazonadas con hierbas y una pequeña cantidad de aceite de oliva.

Algunas personas con artritis reumatoidea pueden tener intolerancia o alergias a determinados alimentos. Se recomienda una dieta nutritiva y equilibrada adaptada a cada condición personal. Puede ayudar el hecho de consumir alimentos ricos en aceites de pescado (ácidos grasos).

Aunque no hay una dieta AR especial o dieta que pueda curar la artritis reumatoide, es posible que ciertos alimentos, como los tomates o las espinacas, puedan agravar la artritis reumatoide. Sin embargo, hay algunos remedios caseros que pueden ser útiles, aunque no puedan ser considerados como decisivos para curar la enfermedad. Los podríamos considerar como eficaces y modificadores de la enfermedad.

Suplementos dietéticos

Los aceites de pescado, como el salmón, y los ácidos grasos **omega-3** y otros similares, se han demostrado ser beneficiosos en algunos estudios. Esto sugiere que puede haber beneficios mediante la adición de más pescado a la dieta, como en la famosa dieta mediterránea.

Los efectos antiinflamatorios de la **curcumina** presente en la cúrcuma dietética, un ingrediente del curry, pueden ser beneficiosos en la reducción de los síntomas de la artritis reumatoide.

Los suplementos nutricionales como el calcio y la **vitamina D3** se utilizan para prevenir la osteoporosis en pacientes con artritis reumatoide.

El **ácido fólico** se usa como un suplemento para prevenir los efectos secundarios del tratamiento con metotrexato de la artritis reumatoide.

En la primera mañana de cada ayuno se debe tomar una cucharada de **sales de Epsom** en agua para limpiar los intestinos. Si la digestión es bastante débil, use jugos de verdura crudos o verde de cebada. Después de ayunar reintroduzca gradualmente las nuevas comidas y observe las señales de alergia o agravación de los síntomas, excluyendo cualquier comida que muestre reacciones.

Las grandes dosis de vitaminas pueden ser de usadas, como **Vitamina B6** 500 mg o más en los problemas de la mano, brazo y problemas del hombro, varios gramos de **ácido pantoténico** con la AR y 3 g de nicotinamida con la osteoartritis, que es especialmente eficaz con los problemas de la rodilla. Todos deben ser tomados en dosis divididas durante las comidas.

Minerales que pueden ayudar:

Zinc 30 - 50 mg

Manganeso 10 - 20 mg

Magnesio 500 mg

Selenio 100 - 200 mcg

Boro   6 mg

Para medir esta cantidad, disuelva una cucharilla nivelada de bórax en un litro de agua y tome dos veces diariamente una cucharada con las comidas.

Azufre, para reponerlo use **MSM**.

 Para reponer el yodo las algas marinas.

Use el cloruro de magnesio o alternativamente Dolomita que proporciona calcio y magnesio en la proporción de 2:1.

Los beneficios de las preparaciones de cartílago de tiburón, mejillón de labio verde, glucosamina y condroitina se analizan más adelante.

Deficiencias nutricionales

La desnutrición también es parte del deterioro del medio interno que favorece la modificación de la amiba. Un estudio en Alabama informó que casi el 75% de los pacientes tienen signos de desnutrición. Los principales nutrientes carenciales fueron:

Boro,

Selenio,

Zinc,

Nicotinamida,

Ácido fólico,

Ácido pantoténico,

Vitamina C,

Vitamina E,

Vitamina B12 y

Cisteína.

Esta última es un aminoácido azufrado importante en la formación del tejido conjuntivo, la piel, las uñas y el pelo.

Los niveles de **selenio** están disminuidos en la artritis reumatoidea. Cuanto más bajo el selenio en la sangre, más larga la duración de la enfermedad y más severos serán los síntomas.

Otro mineral que tiene una especial importancia en esto es el boro. Esto puede ser porque el boro baja la excreción urinaria de calcio y magnesio y aumenta el nivel sanguíneo de las hormonas sexuales, sobre todo en las mujeres post-menopáusicas. El boro está en las frutas y verduras frescas. Los pacientes que han usado el boro para la artritis, parecen no desarrollar luego osteoporosis.

El doctor William Kaufman sospechó que había una conexión entre la artritis y la dieta deficitaria, especialmente de **niacinamida** o vitamina B3. Suministró 250 miligramos de niacinamida cada 1 1/2 horas diariamente, o sea diez dosis en total o también 2.500 miligramos por día. Esto mejoró la fuerza de prensión y la movilidad articular. También trató a cerca de mil pacientes con niacinamida más tiamina (B1), riboflavina (B2), piridoxina (B6) y ácido pantoténico (B5).

La **vitamina E** es un inhibidor de las prostaglandinas inflamatorias por lo que es beneficiosa en todas las formas de artritis. Durante un ensayo de 10 días con 900 unidades de vitamina E diariamente, el 52% de pacientes informaron de una mejoría importante del dolor.

La suplementación con **Vitamina C** ha mostrado ser beneficiosa en todas las formas de artritis. Los problemas articulares son síntomas destacados de la deficiencia de vitamina C, similares al escorbuto.

Las megadosis o dosis grandes de vitamina C, han mostrado un buen efecto reductor de la inflamación articular.

En ocasiones se necesitan dosis adicionales de **B12** e incluso ácido fólico.

Los niveles de zinc en la sangre y las células de pacientes con AR, están notablemente reducidos. Los suplementos de **zinc** mejoraron significativamente a la mayoría de los pacientes con respecto a todos los parámetros de la enfermedad. Sin embargo, si el consumo es muy alto (por ejemplo 150 mg de zinc diarios) y se mantiene durante períodos largos, es decir, más de 6 meses, se puede desarrollar una deficiencia de cobre con agravación de los síntomas.

Recomendaciones

Comprende 4 aspectos:

1.   Ciertas prescripciones para destruir los patógenos causantes.

2.   Cambios en la nutrición para alcalinizar los tejidos corporales que pueden ser monitorizados en la saliva con tiras de pH.

3.   Inyecciones intra-neurales para aflojar las articulaciones, especialmente mientras se atraviesa el efecto de Herxheimer provocado por la medicación. Este efecto se percibe cuando la medicación se aplica rápidamente o en dosis altas.

4. Otros tratamientos como para la Candidiasis, la terapia de quelación, alergias, reemplazo hormonal, terapia reconstructiva y Terapia Neural, se pueden emplear.

La superóxidodismutasa (SOD)

Tal vez el componente más crítico de nuestro cuerpo que es susceptible al ataque de los radicales libres es el propio plano de nuestra existencia genética: el ácido desoxirribonucleico. Se estima que los radicales libres atacan al ADN aproximadamente 100.000 veces por célula cada día.

Una de las enzimas antioxidantes más importantes es la superóxidodismutasa o SOD, siendo el mecanismo maestro de defensa de las células para atrapar a los radicales libres y prevenir las enfermedades.

Descubierta en 1968, primero como forma inyectable para tratar la artritis en adultos y problemas respiratorios en los infantes, posteriormente se empleó como terapia coadyuvante en el tratamiento del cáncer.

Una mutasa es un tipo de enzima que inicia la reorganización de los átomos en una molécula y la función primaria de la SOD es convertir al radical libre superóxido (O2) en peróxido de hidrógeno, un radical libre menos dañino. Entre los radicales libres, el superóxido es el más poderoso y peligroso, debido a su estructura química que requiere 3 electrones para reequilibrarse. Cuando arrebata esos 3 electrones de otras moléculas, se crea un desequilibrio aún mayor que cuando hay un desequilibrio convencional producido por un solo electrón. También tiende a reequilibrarse así mismo más rápidamente creando más superóxidos con el potencial de causar mucho más daño. La especie de oxígeno reactivo (ROS) ha sido asociada con toda clase de enfermedades degenerativa: artritis, cáncer, la enfermedad de Alzheimer y la enfermedad de Parkinson. Además el superóxido, junto con el óxido nítrico, nos lleva a la generación de peroxinitrito, el cual es principalmente responsable de la muerte de las células. Debido a que el superóxido es tan potencialmente dañino, la SOD existe en 2 formas en la célula. En las mitocondrias, las cuales son las estructuras productoras de energía de la célula, en donde la SOD está presente como una enzima que contiene manganeso. En el citoplasma de la célula, el cobre y el zinc son los metales principales encontrados en la estructura de la SOD. La presencia de la SOD en ambos lugares, en la mitocondria y el citoplasma, asegura que mucho del superóxido será convertido en peróxido de hidrógeno.

Mientras en el pasado se usaron fuentes bovinas para obtener SOD inyectable, hoy tenemos la SOD/gliadina, una fuente oralmente accesible y vegetariana.

En relación a su uso en la AR, varios estudios apoyan la idea de que los radicales libres contribuyen al daño en las articulaciones encontrado en la artritis. Al reducir los niveles de radicales libres, la SOD puede retrasar el desarrollo y el progreso de la artritis.

Las articulaciones sanas se mueven libremente y obtienen el flujo de la circulación adecuada, pero en la artritis, la presión de la cavidad articular se eleva por la inflamación de tal manera que el movimiento normal puede realmente colapsar a los capilares y a otros vasos sanguíneos pequeños. Esto nos lleva a una lesión llamada hipoxia o falta de oxígeno en el tejido. La investigación ha demostrado que la hipoxia induce la producción de radicales libres ROS. Esta producción de radicales libres adicionales a su vez estimula una respuesta inmunológica, exacerbando y repitiendo el daño. La SOD puede reducir ambos parámetros. En pocas palabras, la SOD produce alivio a largo plazo en la artritis reumatoidea y otras enfermedades autoinmunes.

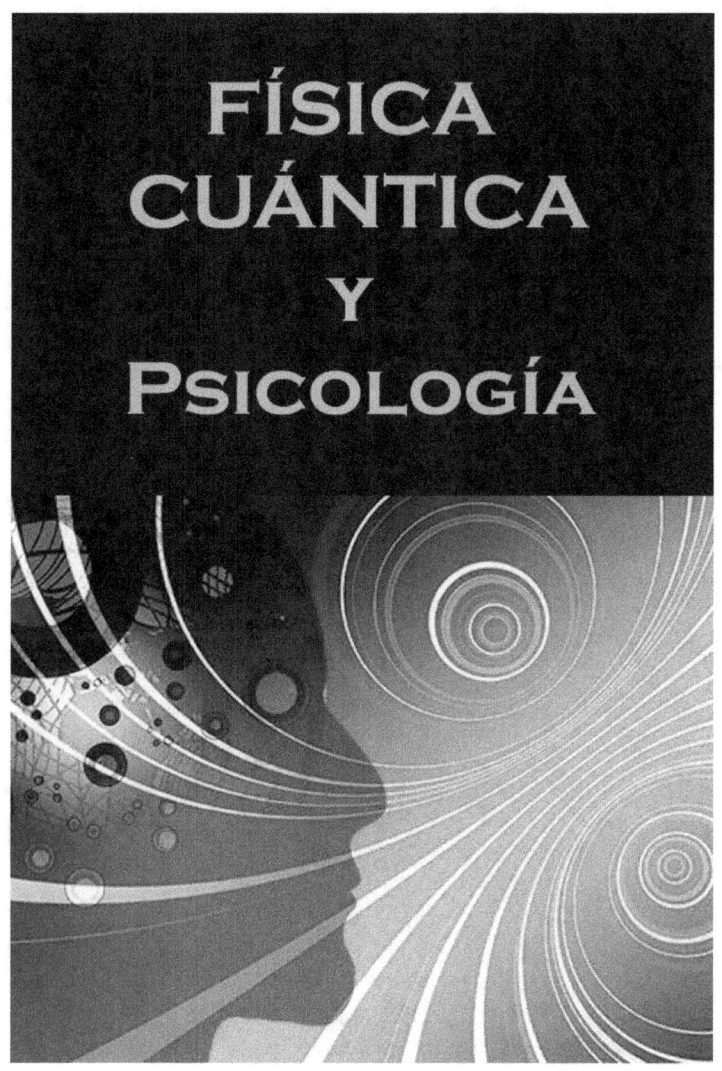

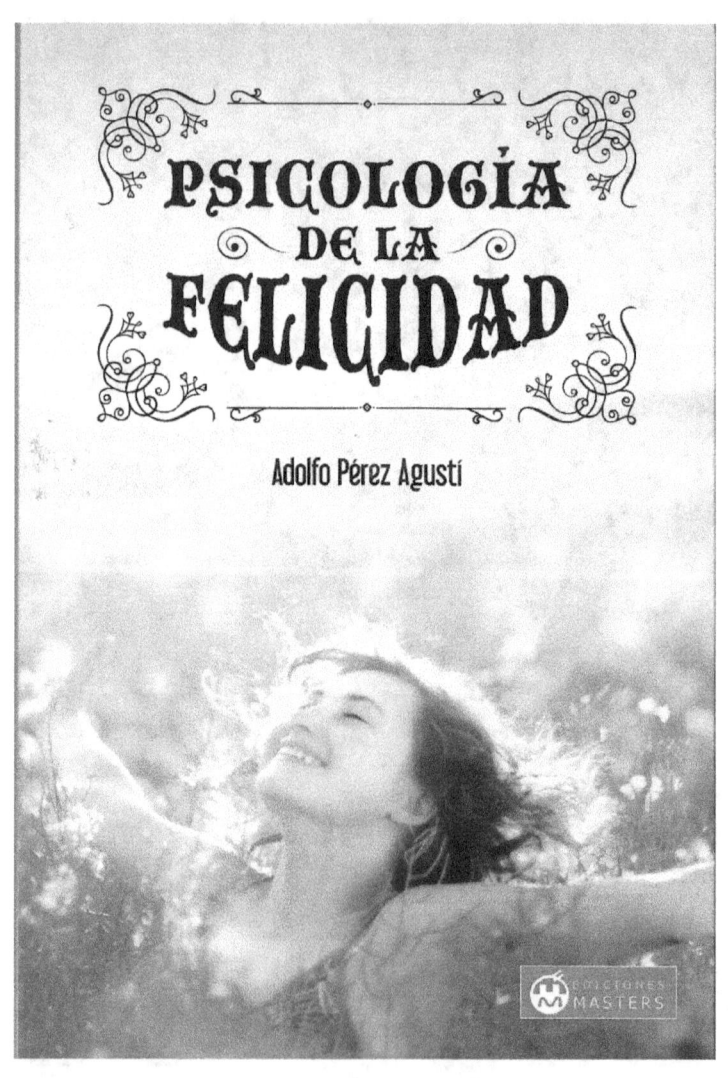

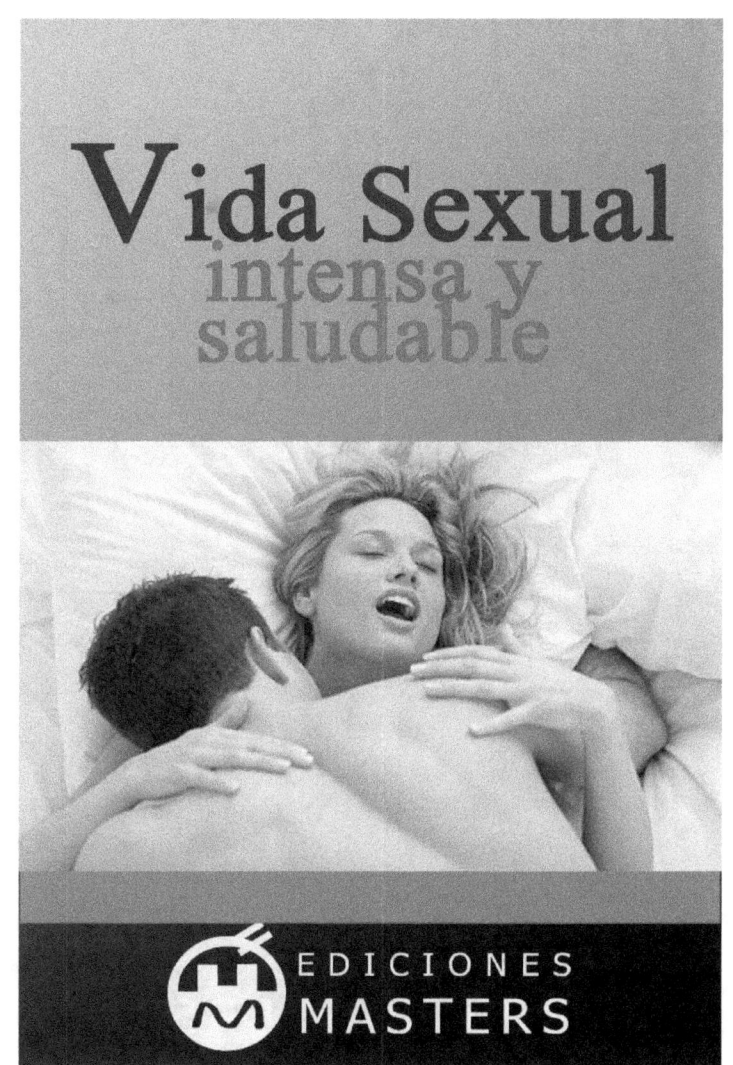

Vida Sexual
intensa y saludable

EDICIONES
MASTERS

Jengibre
y Cúrcuma
especias de longevidad

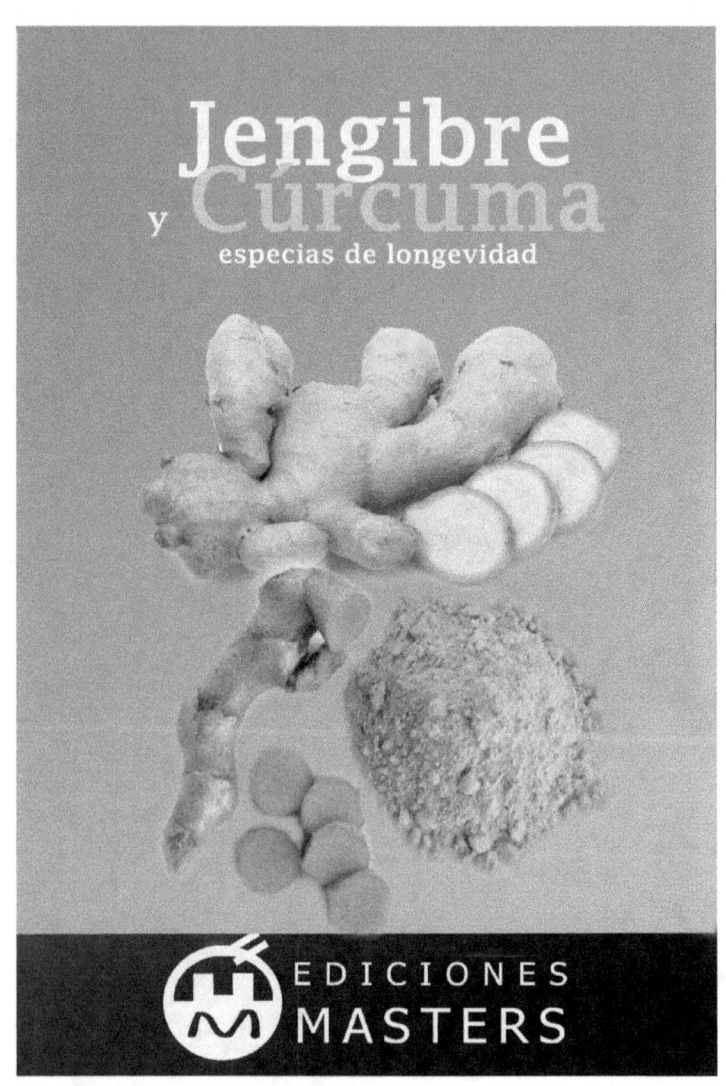

EDICIONES
MASTERS

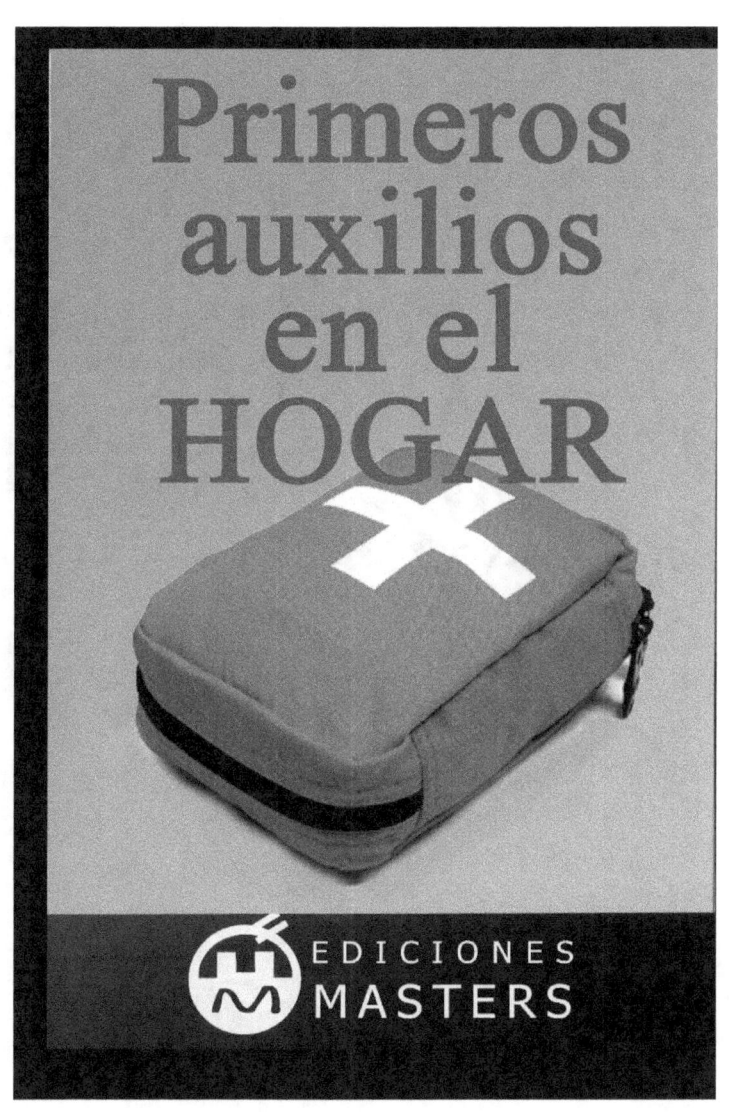

Primeros auxilios en el HOGAR

EDICIONES
MASTERS

BIOLOGÍA ANTIENVEJECIMIENTO

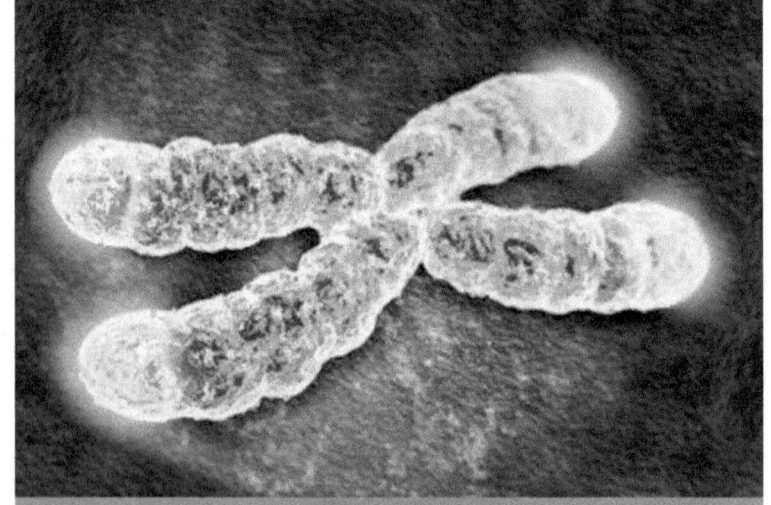

Telómeros y eternidad